Eunike Grahofer

RINDENAPOTHEKE

Volksmedizin aus Baum- und Strauchrinden

ISBN 978-3-99025-456-1

Layout: freya_art, Jessica Kandler
Cover und Illustration: freya_art, Jessica Kandler
Lektorat: Mag. Dorothea Forster
Fotos: Eunike Grahofer

printed by GPS-Group

Anmerkung: Alle in diesem Text enthaltenen Anregungen, Beschreibungen, Tipps und Rezepte wurden mit großer Sorgfalt zusammengestellt und getestet. Dennoch kann aufgrund unterschiedlicher Rohstoffe, Ausgangsbedingungen und individueller Fähigkeiten nicht garantiert werden, dass die Informationen auf Ihre Situation zutreffen. Daher kann keinerlei Haftung für etwaige Verletzungen, Verluste oder andere Schäden übernommen werden, die aus der Verwendung der in diesem Text angebotenen Informationen resultieren.

FSC www.fsc.org MIX Papier | Fördert gute Waldnutzung FSC® C118234

Rinden-apotheke

VOLKSMEDIZIN AUS BAUM- & STRAUCHRINDEN

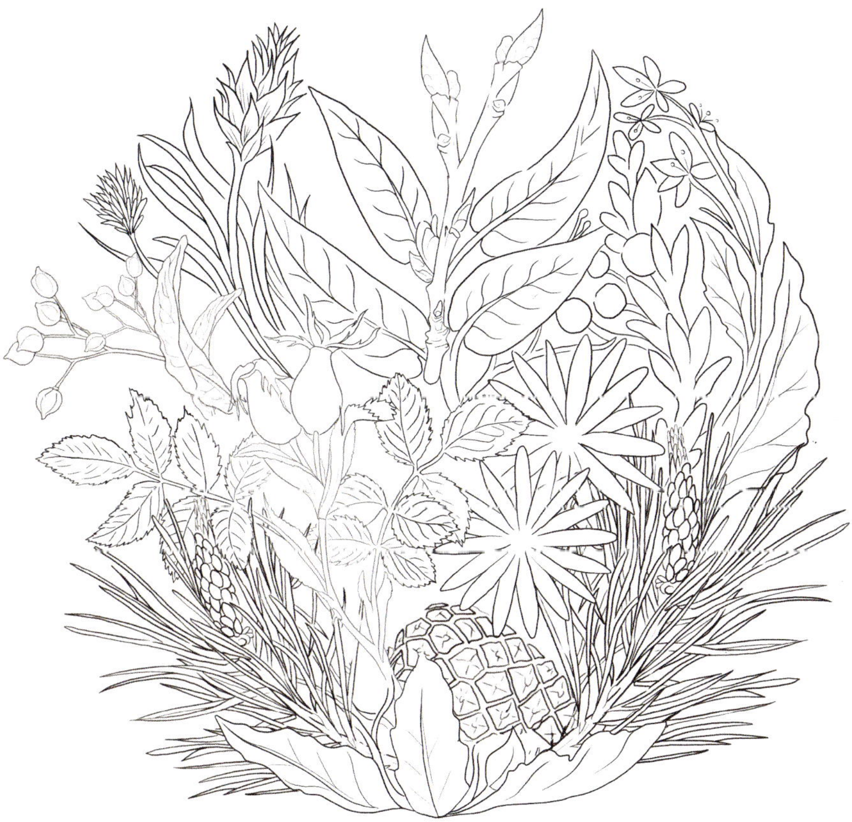

EUNIKE GRAHOFER

INHALTSVERZEICHNIS

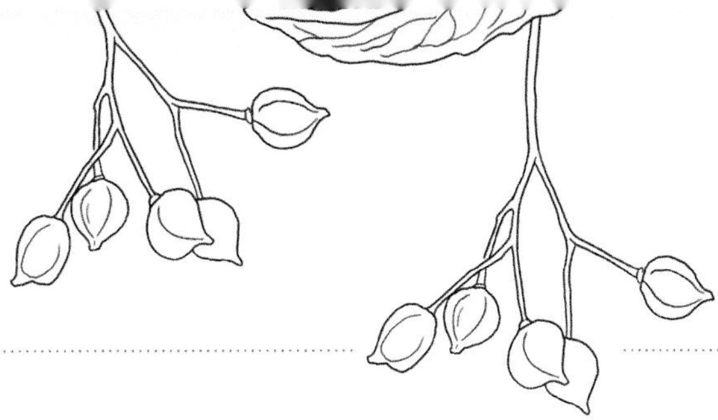

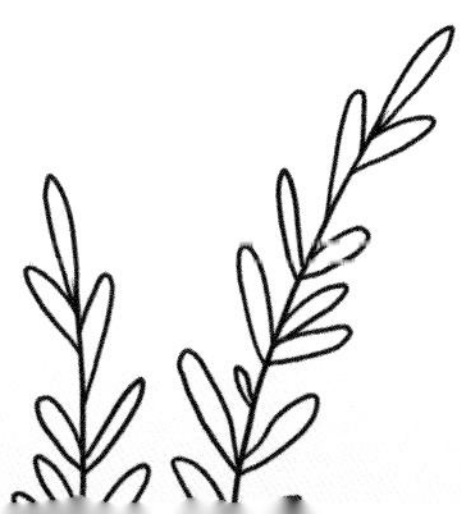

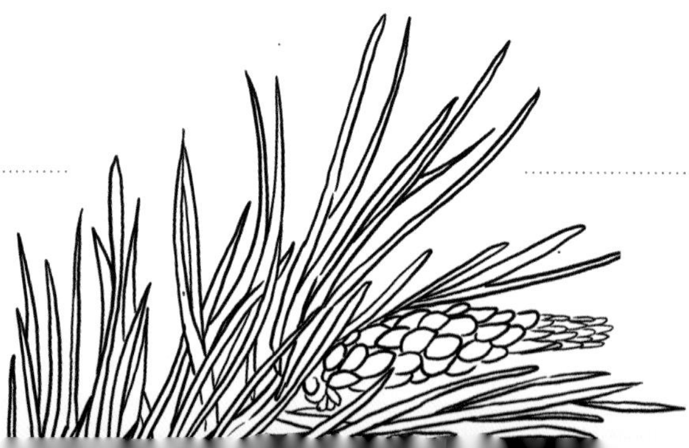

Kleine Baum- und Strauchkunde 154

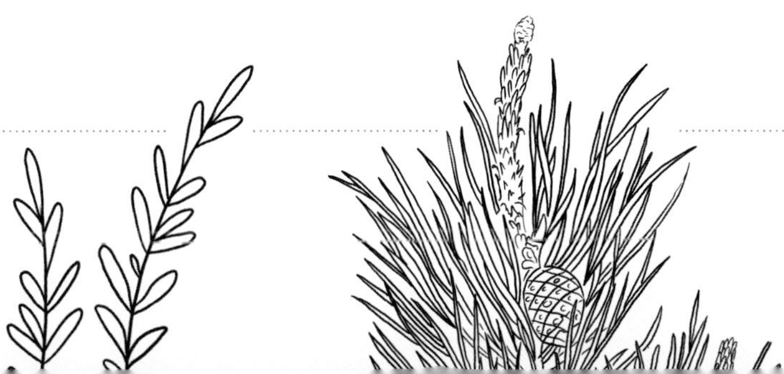

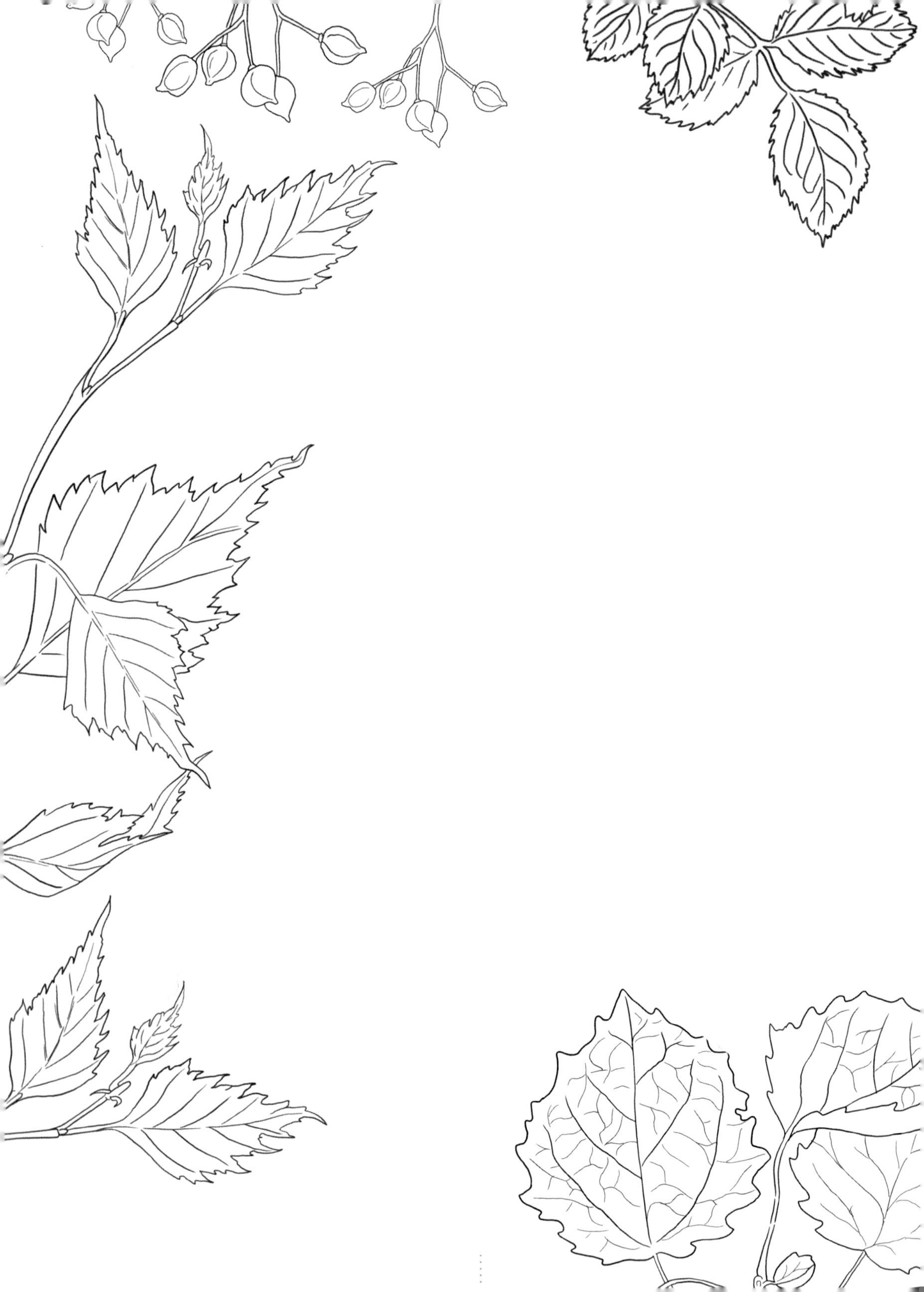

RINDE- DIE ALTE MEDIZIN

In den ersten Tagen der Sommermonate, wenn die Fichten „gut im Saft stehen“ machte sich der Boabruchheiler, wie die Knochenrichter genannt wurden, aus dem Ötschergebirge auf den Weg zu den Holzfällern. Mit diesen verstand er sich sehr gut, wurde er doch stets von ihnen gerufen, wenn jemand von ihnen nach schweren Verletzungen versorgt werden musste. Von den geschlägerten Fichten nahm sich der Boabruchheiler für den Rindenschienenverband die Stamm-Rinde herunter, so wie er es einst von seinem Vater gelernt hatte. Die Fichte eignete sich besonders gut, ihre Rinde ist nicht so porös wie die der Tanne. Hatte jemand eine Verletzung, die „geschient“ werden musste, legte er die Rindenstücke in Wasser ein, damit sie gut biegsam waren, versorgte die Wunde mit einer Salbe und einem Verband aus Leinen und legte die feuchten Rindenstücke darüber, bis der ganze Fuß mit Rinde eingeschlossen war. Die Rinde passt sich während dem Trocknen perfekt an den Fußumfang an. Über die Rinde wickelte er einen Verband, damit sie gut halten würde. Auf die Frage, was gewesen wäre, wenn er keine Fichtenrinde zur Hand gehabt hätte, antwortete er. „Zur Not kann man auch die Stammrinden der Weide oder Linde verwenden.“

Eine Frau aus Oberösterreich erinnert sich an ihre Kindheit. Wenn Verletzungen so schlimm waren, dass sie zu Hause nicht mehr versorgt werden konnten, dann wurde der Wundheiler gerufen, dieser wohnte ein Stück vom Dorf entfernt. In einem Beutel hatte er stets kleine Stücke zerbrochener Rinde eingesteckt. Als ihr Großvater sich beim Baumschnitt einmal schwer verletzte, lief die Frau zu dem Wundheiler, dieser holte sogleich seinen Beutel mit den Eichenrinden, nahm ein paar davon heraus und steckte sie in den Mund. Während des Weges zum Großvater kaute der Wundheiler an den Rinden. Beim Verletzten angekommen begutachtete er die Wunde, nahm die „schleimig gekauten" Rindenstücke aus dem Mund und legte diese auf die Verletzung, so stoppte er die Blutung und konnte dann die Wunde besser begutachten und abschätzen, wie er weiter vorgehen würde. Bei Insektenstichen oder kleinen Wunden wurde frische Rinde mit der grünen Seite auf die betroffenen Körperstellen aufgelegt, bei Hautausschlägen wurden Bäder aus Rinden gemacht, wir finden in unserer Volksmedizin viele Beispiele über die Verwendung der Baumrinden. Hierzu wurde Waldbäume ebenso verwendet wie Obstbäume oder Sträucher.

EIN SPRUCH ERZÄHLT:

„Birkenrinde gibt die stärkste Kraft, zu Maria Lichtmess (2. Februar) wenn hochsteigt der Saft." Zu Maria Lichtmess begann das neue Bauernjahr, die Knechte und Mägde wechselten zu diesem Zeitpunkt die Höfe. Das neue Arbeitsjahr setzte auch körperliche Kraft und Gesundheit voraus, war diese nicht gegeben, weil jemand vielleicht im Jänner eine starke Grippe gehabt hatte oder aus anderen Gründen Erschöpfungszustände oder an Frühjahrsmüdigkeit litt und noch nicht bei Kräften war, war es selbstverständlich, dass man, wie obiger Spruch erzählt, zur Birke ging und sich einige frische Äste holte. Von diesen Ästen wurde die Rinde heruntergeschält. Der „grüne" Teil der Rinde, das Kambium, transportiert zu diesem Zeitpunkt die Nährstoffe des Baumes wie Zucker, Vitamine und Mineralstoffe. Durch das Essen gelangen die Nährstoffe in den Körper und er wird wieder kräftiger, wie jener Spruch erzählt: „Der beste Turbo der Natur ist Birkenrindentee als Fruhlingskur."

WELCHE RINDEN KÖNNEN VERWENDET WERDEN?

Von jedem Baum- oder Strauch der ungiftig ist, können wir auch die Rinden verwenden.

WELCHE RINDEN SIND ESSBAR/VERWENDBAR?

Wir können von zahlreichen Bäumen und Sträuchern die Rinden nutzen. So etwa von allen Obstbäumen, wie Apfel (*Malus*), Birne (*Pyrus*), Zwetschke (*Prunus*), Kriecherl (*Prunus*), über Obststräucher wie Johannisbeere (*Ribes*), Apfelbeere (*Aronia*), Stachelbeere (*Ribes*) und Laubbäume wie Birke (*Betula*), Linde (*Tilia*), Ahorn (*Acer*), Buche (*Fagus*), Eiche (*Quercus*), Erle (*Alnus*), Esche (*Fraxinus*), Ulme (*Ulmus*), Hasel (*Corylus*), Holunder (*Sambucus*), Pappel (*Populus*), Weide (*Salix*), Weißdorn (*Crataegus*), Hundsrose (*Rosa*) bis zu Nadelbäumen wie Kiefer (*Pinus*), Fichte (*Picae*) und Tanne (*Abies*).

WELCHE RINDEN SIND GIFTIG

Rinden von Bäumen und Sträuchern, welche als „giftig" gelten, werden nicht verwendet. Hierzu gehören z. B. Thuje (*Thuja occidentalis*), Eibe (*Taxus baccata*), Pfaffenhüttchen (*Euonymus europaeus*), Buchsbaum (*Buxus sempervirens*), Stechpalme (*Iles aquifolium*), Goldregen (*Laburnum anagyroides*).

WIE ERNTET MAN RINDEN?

Unsere Vorfahren waren Meister im Verwenden und Nutzen dessen, was in der Umgebung, um Haus und Hof vorhanden war. Das Obst der Bäume ist liebevoll verarbeitet worden, es wäre niemals ein Apfel verfault. Die Zapfen und Zweige des Waldes wurden mühevoll zusammengetragen und zum Heizen verwendet, Lebensmittel wurden keinesfalls weggeworfen, sondern immer wieder verarbeitet. So gingen sie auch mit den Baumrinden sorgsam und respektvoll um! Es wurden keinesfalls Äste heruntergerissen oder Rindenstücke von Bäumen, sondern es wurde verwendet, was sowieso da war. Es wurden die Rinden von Bäumen und Sträuchern genutzt, welche nach Sturmschäden am Boden lagen, welche beim Rückschnitt anfielen oder wenn Fällarbeiten durchgeführt wurden, verwendete man die Rinden zur Ernährung und Gesundheit. Im eigenen Garten oder eigenen Wald können wir jederzeit Rinden oder Äste sammeln, da es sich um unseren Besitz handelt. In fremden Wald sieht es allerdings anders aus. Die „Waldöffnung", dass jedermann/frau den Wald zu Erholungszwecken betreten darf, erfolgte in Österreich erst mit dem Forstgesetz im Jahre 1975 Seit diesem Zeitpunkt darf der Wald allgemein zu Erholungszwecken betreten werden.

Der Baum ist unser Freund und Beschützer, mit seinem Atem schenkt er uns das Leben, mit seinen Blättern schenkt er uns Nahrung, mit seiner Rinde schenkt er uns Heilung und von all diesem gibt er uns großzügig!

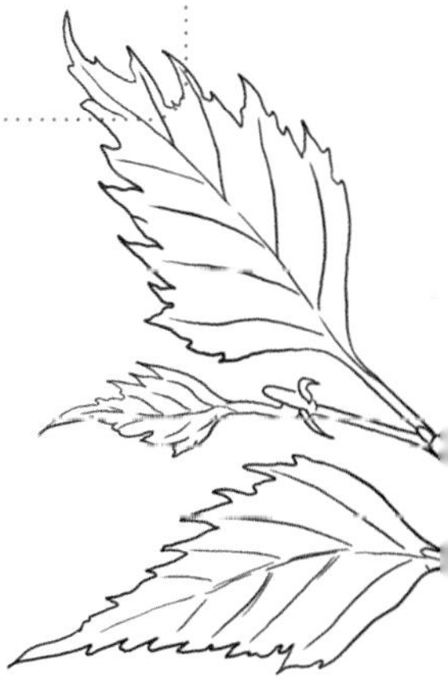

Als Erholungsraum sollten wir ihn auch betrachten und umsichtig und rücksichtsvoll mit ihm, seiner Vegetation und seiner Tierwelt umgehen. Jeder Wald hat einen Besitzer, ihm gehören die Bäume und Sträucher des Waldes. Wollen wir Äste für Rindenanwendungen sammeln, fragen wir den Waldbesitzer um seine Erlaubnis. Oftmals finden wir beim Spazierengehen heruntergefallene Äste, diese eignen sich hervorragend, um sich die Rinden herunterzunehmen, sie zu trocknen und in Gläser aufzubewahren. Wir nehmen uns aus der Natur nur so viel, wie wir auch wirklich brauchen.

RINDENAPOTHEKE FÜR DIE AUGEN

DIE RINDE FÜR DIE AUGEN DES SCHULMÄDCHENS

Spruch:

„Tun schmerzende Augen dich plagen, die Rinde der Linde wird sie verjagen."

In den Jahren der Waldblüte scheint sich die ganze Natur darüber zu freuen und es blühen die Sträucher, Obstbäume, Blumen und Gräser üppiger als in anderen Jahren. Was im Frühling unsere Augen erfreut und im Sommer/Herbst für eine volle Speisekammer sorgt, stellt für Allergiker ein großes Problem dar. Das junge Mädchen hatte bisher keine Allergieprobleme.

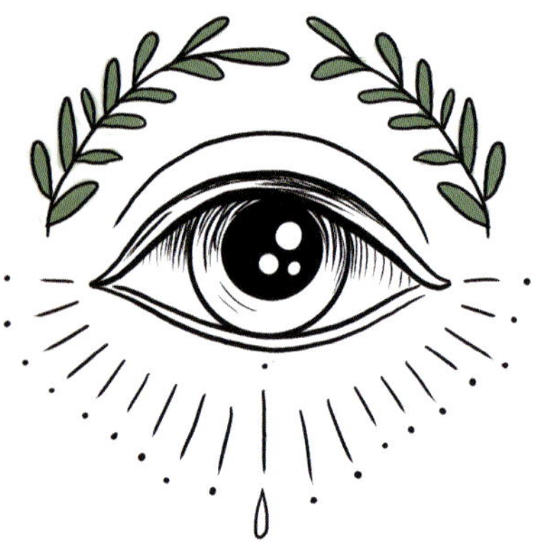

In diesem heftigen Blütejahr begannen Ende Mai, als auch noch die Gräser ihre volle Blühfähigkeit zeigten, die Augen unkontrollierbar zu rinnen und brennen. An manchen Tagen schwollen sie noch dazu an. Gerade zu dieser Zeit finden in der Schule die meisten Tests und Schularbeiten statt.

Die Mutter des Mädchens war mittlerweile ratlos, weil ihrem Kind einfach nichts helfen wollte, das Mädchen nicht fähig war dem Schulunterricht zu folgen, geschweige denn die Tests zu absolvieren.

Eines Tages ging sie hinter den Hof, um die Wäsche aufzuhängen und ließ dabei aus Verzweiflung und Nachdenklichkeit den Kopf merklich „hängen".

Die betagte Nachbarin fragte nach dem Grund ihrer Traurigkeit. Als die Mutter ihr Leid geklagt hatte, meinte die weise Nachbarin: In ihrer Jugend ist es ihr beim Getreidedreschen so ergangen, der viele feine Staub hätte ihre Augen zu stark gereizt, da hat ihr die Mutter Lindenblütenrinde in Stücke gebrochen, ein paar Stunden in Wasser eingeweicht, bis das Wasser schleimig geworden ist.

Mit diesem Wasser hat sie ihr die Augen gewaschen und die Lindenrinde im Anschluss ein paar Minuten auf die Augen aufgelegt. Die Frau tat, wie ihr die Nachbarin erzählt hatte, wusch der Tochter mehrmals täglich die Augen mit Lindenrindenwasser und legte ihr morgens und abends Lindenrinde auf die Augen.

Dies half dem Mädchen so sehr, dass es sich Lindenrindenwasser in die Schule mitnahm, auf ein Tuch gab und sich damit in den Pausen die Augen beträufelte. So konnte es dem Unterricht wieder folgen und die Tests bewältigen.

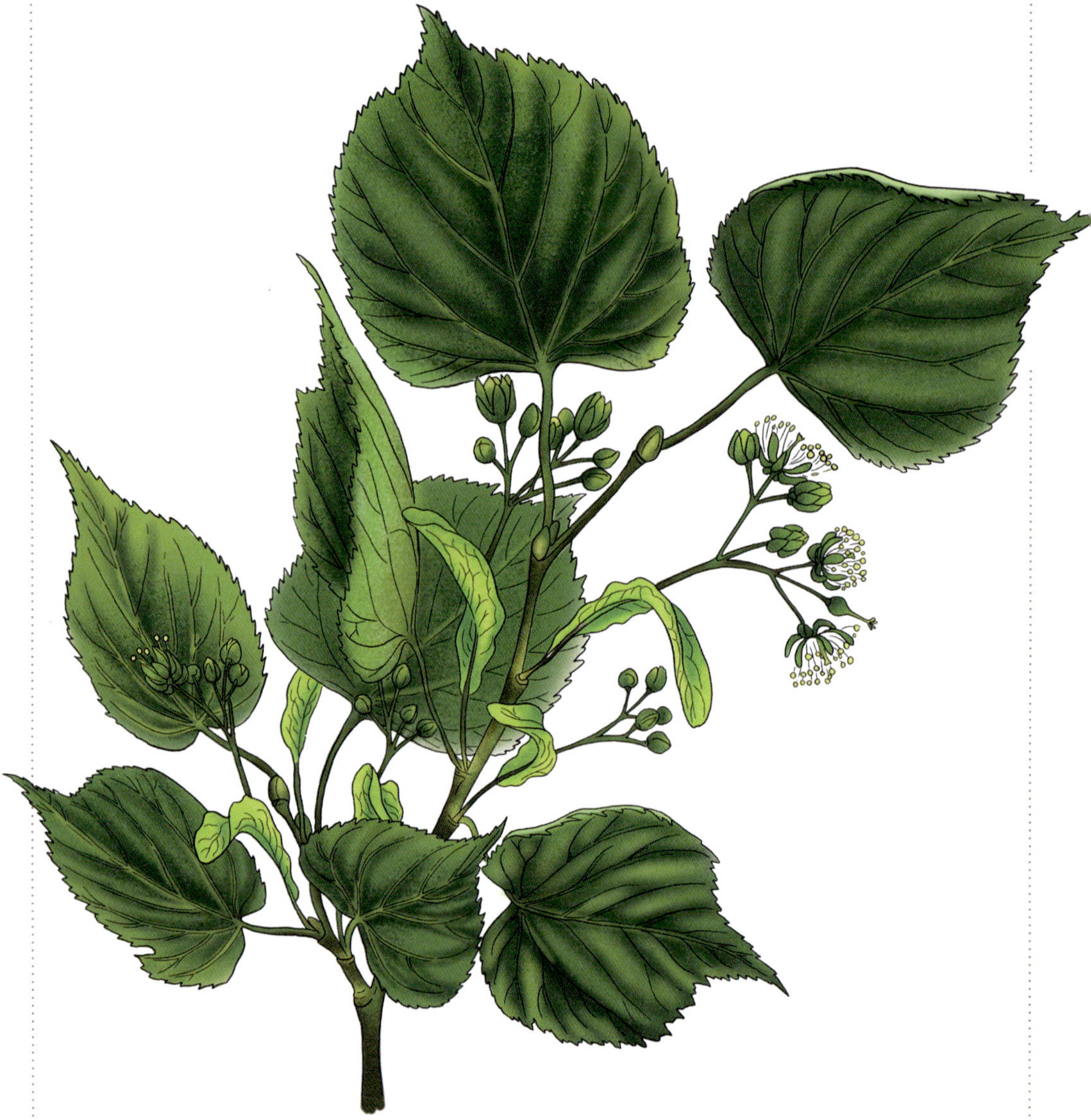

LINDENRINDE

~ bei entzündenden, überanstrengten, geschwollenen Augen ~

DAS BRAUCHST DU DAZU

1–2 Lindenrindenstücke
(Ast-Rinde)

SO WIRD ES GEMACHT

Die Rinde der Linde soll frisch sein.

ANWENDUNG

Man legt sich an einem bequemen Platz, an welchem man gut entspannen kann. Die Rindenstücke mit der grünen Seite zum Auge auf die geschlossenen Augen legen und 10–15 Minuten liegen lassen. Bei langen Autofahrten oder bei langen Bildschirmtätigkeiten im Büro bringt eine frische Lindenrinde auch kurz (2–3 Minuten) auf die geschlossenen Augen gelegt Entspannung.

ROSENRINDE

~ bei Gerstenkörnern, Augenringen ~

DAS BRAUCHST DU DAZU

frische Rosenrinde

SO WIRD ES GEMACHT

Die Rosenrinde mit einem Mörser oder einem Stein quetschen, bis die Rinde wässrig ist.

ANWENDUNG:

Die gequetschte Rinde direkt auf das Gerstenkorn oder die Augenringe auflegen, 15 Minuten liegen lassen. Bei Bedarf wiederholen.

BERBERITZENRINDENAUSZUG

~ bei beginnender Sehschwäche, Augenentzündung ~

DAS BRAUCHST DU DAZU

1 EL Ast-Rinde der Berberitze

¼ l Wasser

SO WIRD ES GEMACHT

Diese Rezeptur findet sich mit Ast-Rinde und Wurzel-Rinde.

Die Rindenstücke mit dem heißen Wasser übergießen und 10 Minuten ziehen lassen.

ANWENDUNG

In diesen auf handwarm abgekühlten Bereritzenrindenauszug einen Wattebausch oder ein saugfähiges Tuch tauchen und auf die geschlossenen Augen legen, mindestens 10 Minuten liegen lassen, bei beginnender Sehschwäche täglich, bei Augenentzündung mehrmals täglich wiederholen.

RINDENAPOTHEKE BEI ENTZÜNDUNGEN

Spruch:

„Sauerdornrinde geschnitten fein, gehört in die Stubenapotheke (Hausapotheke) hinein. Ob als Brei, getrunken oder zum Verreiben, all böses Krankheitsübel kannst mit ihr vertreiben."

DER „GEZÄHMTE" FINANZPRÜFER

Ursprünglich arbeitete dieser gestrenge Finanzbeamte als „Grenzer" – er war im Gebirge im Zollschutz tätig. Dort sollte er den Alkohol- und Zigarettenschmuggel über das Gebirge stoppen. Dies war eine gefährliche Tätigkeit, die Schmuggler griffen schnell zu den Waffen, brachte ihre Tätigkeit ihnen doch einiges an Geld ein. So geschah es auch diesem „Grenzer", dass ein Schmuggler ihn im unwegsamen Gelände mit einem Schuss in den Fuß schwer verletzte. Die Verletzung heilte zwar, er hatte jedoch an der Verletzungsstelle immer wieder mit Entzündungen zu kämpfen. Er musste aus gesundheitlichen Gründen seinen Arbeitseinsatz vom Grenzer zum Finanzbeamten verändern.

Aus Verdruss über sein Leben und die ständigen Schmerzen als Begleiter wurde er ein berüchtigter griesgrämiger Finanzbeamter.
Eines Tages kam er in eine kleine Schneiderei zum Prüfen der Unterlagen und legte gleich mit seiner Einsatzbereitschaft für Vater Staat los – wie viel Garn, Nadeln etc. der Schneider denn genau für jedes Stück Hemd brauchen würde, welche Menge eingekauft worden war usw.
Die klugen Schneidersleute blieben ihm jedoch nichts schuldig und luden ihn zum Mittagstisch ein.

Der Finanzbeamte nahm die Einladung dankend an. Voller Stolz servierte die Frau des Schneiders eine Brotsuppe mit außergewöhnlich viel Wasser darin, stellte sie auf den Tisch, während der Mann meinte, dass es heute zu Ehren des Besuches eine besondere „Festtagssuppe" geben würde.

Die Schneidersleute aßen die Suppe scheinbar voller Genuss, während der Finanzbeamte sich um jeden Löffel bemühte, bis die Wasser-mit-einem-kleinen-bisschen-Brot-Suppe in seinem Teller endlich leer war – ebenso leer wie sein Magen geblieben war.

So folgten ein paar Tage, in denen sich der Finanzbeamte und die Schneidersleute in ihrer Schlauheit zu übertrumpfen versuchten, bis die Frau des Schneidermeisters mit dem Finanzbeamten ins Gespräch kam und von seiner Lebensgeschichte und seinen dauernden Schmerzen erfuhr. Sie meinte zu ihm, sie könne zwar nichts versprechen, aber sie wüsste etwas, was ihm Linderung bringen könnte.

Sie eilte in den Garten und den Wald und holte Weidenrinde, Weißdornrinde, Eichenrinde, Birkenrinde, Wildrosenrinde, Johannisbeerrinde und kochte diese in Wasser aus. In dieses Wasser tauchte sie ein Leinentuch und wickelte es dem Finanzprüfer um den Fuß, während er bei ihnen in der Küche saß und die Unterlagen prüfte. Sobald das Tuch trocken war, rief der Finanzbeamte der Schneidersfrau und sie erneuerte es.

Es stellte sich nach ein paar Tagen Besserung ein, so suchte der Beamte täglich neue Gründe, um die Prüfung verlängern zu können, da er die Anwendung weiter haben wollte. Irgendwann ist jede Prüfung zu Ende und er bedankte sich für die Pflege und ging ansonsten wortlos fort. Die Schneidersfrau bot ihm an, wenn seine Schmerzen wieder zunehmen würden, könne er jederzeit zu ihr kommen … In seinem Endbericht ergab sich keine Steuernachzahlung, sondern der Vermerk, dass diese „armen" Schneidersleute als Festspeise eine Wasserbrotsuppe essen würden, da wäre wirklich nichts zu holen …

PAPPELRINDENTINKTUR

~ bei Entzündungen, Erkältungen, Infekten ~

DAS BRAUCHST DU DAZU

3 EL Pappelrinde
250 ml hochprozentigen Alkohol (Obstbrand, Wodka, Weingeist) – statt Alkohol kann auch Apfelessig verwendet werden.

SO WIRD ES GEMACHT

Die frische Pappelrinde in grobe Stücke zerteilen und in ein verschließbares Glas geben, mit dem Alkohol übergießen, das Glas verschließen und für 4–6 Wochen halbschattig reifen lassen. Danach abseihen und in dunkle Flaschen, wenn möglich Flaschen mit einem Tropfer, füllen.

ANWENDUNG

Bei Erkältungen, Entzündungen oder Infekten täglich 2–3 Mal je 15 Tropfen auf einem Würfelzucker und in einem ¼ l handwarmem Wasser einnehmen.

BERBERITZENRINDENBREI

~ bei Muskel-, Venen- und Gelenksentzündungen ~

DAS BRAUCHST DU DAZU

1 EL Berberitzenwurzelrinde
ein wenig Wasser

ANWENDUNG

Mit Berberitzenwurzelrindenbrei behandelte man früher Verletzte, welche Pfeilspitzen im Körper hatten. Heute können wir diese „ziehende" Wirkung nutzen, wenn wir Schiefer, Rosenstacheln, Dornspitzen zu entfernen haben. Berberitzenrindenbrei wurde von den Knochenrichtern auch bei Muskel-, Venen- oder Gelenksentzündungen verwendet. Hierfür gibt man den abgekühlten Brei über die betroffene Körperstelle, deckt mit einem Tuch oder Verband ab und lässt ihn über Nacht wirken. Bei Bedarf wiederholen. Braucht man de „ziehende Wirkung", wird der Brei möglichst warm auf die betroffene Körperstelle aufgetragen.

SO WIRD ES GEMACHT

Die frische Berberitzenwurzelrinde in kleine Stücke schneiden und mit ein wenig heißem Wasser im Mörser quetschen, bis eine breiartige Masse entstanden ist. Es kann auch Berberitzenpulver genommen werden.

RINDENAPOTHEKE BEI ERSCHÖPFUNG/UNRUHE

Spruch:

„So jemand matt ist und schwach, der braue der Tannen-Rinde zum Bad, so er wieder zu Kräften zu kommen vermag."

GROSSMUTTERS „MOTIVATIONSVERSUCHE" FÜR DEN BRÄUTIGAM

So eine Hochzeit kann in der Vorbereitung schon sehr anstrengend sein und auch die nervliche Anspannung ist nicht zu unterschätzen. Der Junggesellenabschied des lebenslustigen Jungen machte die Nacht zum Tag und am Tag sollte eigentlich die Hochzeit sein ... Das künftige Paar war von den Elternteilen durch Kuppelei ausgewählt worden – besser gesagt, die Verhandlungen über die Höhe der Mitgift der Braut waren für die Bräutigameltern gut verlaufen. Die Braut war bereits in ihrer schönsten Aufmachung, die Gäste waren vor dem Hof der Braut versammelt, erhielten zum Festtagsfrühstück einen Schweinebraten und Schnitzel, doch der Bräutigam war nicht aus dem Bett zu bewegen.

Die Bräutigameltern wurden schon unruhig, war die Braut doch wirklich eine gute Partie! Einerseits war der Bräutigam viel zu erschöpft, um aufzustehen, andererseits kannte er die Auserwählte ja nur flüchtig. Mittlerweile traten die Brauteltern bereits unter dem geschmückten Türrahmen in Erscheinung, der Brautführer betrat das Haus, um die Braut zu holen.
Die Eltern des Bräutigams wurden immer unruhiger, ihr Sohn war immer noch nicht zum Aufstehen zu bewegen! Da eilte die Großmutter zum Weichselbaum, gab dem Jungen eine Handvoll frischer, saurer Weichseln zum Essen und rieb seinen ganzen Körper kräftig mit Tannenrindentinktur ein. Dies belebte den Körper des jungen Mannes so sehr, dass er wie vom Blitz getroffen freiwillig aus dem Bett sprang.

Zur Sicherheit verabreichte die Großmutter ihm noch einen Schluck Tannenrindentinktur, zog ihm sein Festgewand an und es ging ab zur Hochzeit. Um für „Rückfälle" gerüstet zu sein, nahm die Großmutter die Flasche mit der Tannenrindentinktur und ein paar saure Weichseln zur Hochzeit mit. So war das Hochzeitsfest gerettet. Entgegen der anfänglichen Skepsis der Brautleute konnte sich das Brautpaar auch im Alltagsleben gut leiden.

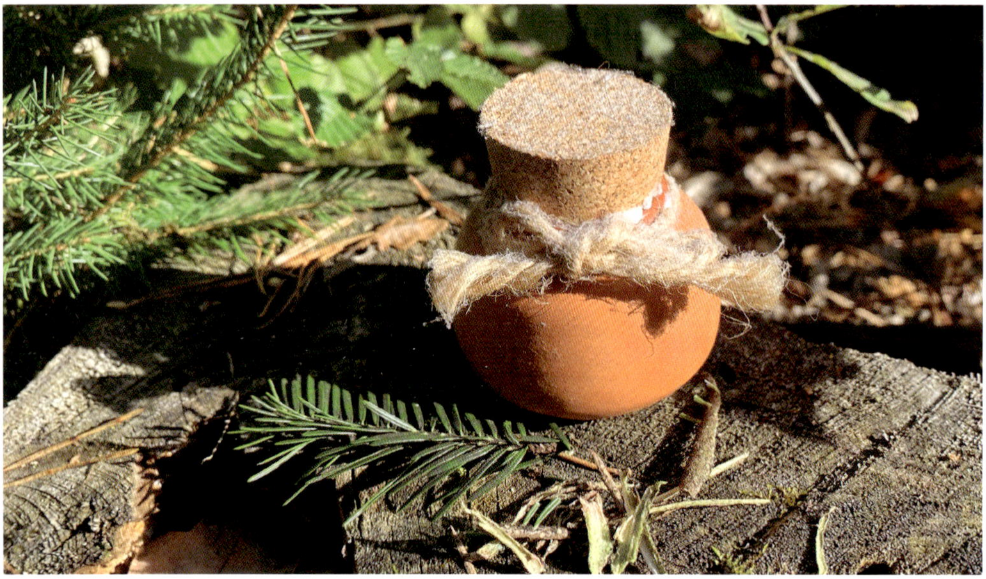

TANNENRINDENTEE

~ bei innerer Unruhe ~

DAS BRAUCHST DU DAZU

1 EL Tannenrinde

ein wenig Wasser

SO WIRD ES GEMACHT

Die Tannenrindenstücke können frisch oder getrocknet verwendet werden. Hierzu kann man nach der Weihnachtszeit Rindenstücke des Weihnachtsbaumes trocknen und über das Jahr hinweg verwenden. Die Tannenrinden in dem Wasser kurz aufkochen und abseihen.

ANWENDUNG

Diesen Tee über den Tag hinweg schluckweise zu sich nehmen, vor dem Schlafengehen die letzte Tasse trinken.

TANNENRINDENEINREIBUNG

~ gegen Müdigkeit ~

DAS BRAUCHST DU DAZU

1 Handvoll Tannenrindenstücke

1 daumenlangen Tannennadelzweig

1 l hochprozentigen Obstbrand

SO WIRD ES GEMACHT

Die Tannennadeln mit dem Mörser quetschen und die Rinde in ca. 1 cm große Stücke zerkleinern. Danach die Pflanzenteile in ein Glas mit breiter Öffnung geben und den Alkohol darübergießen.

Das Glas verschließen und bei Zimmertemperatur für 4–6 Wochen reifen lassen, danach abseihen und in kleine Flaschen füllen.

ANWENDUNG

Bei körperlicher Müdigkeit die Unterschenkel, den Unterarm und den Nacken mit der Einreibung massieren. Bei geistiger Müdigkeit den Nacken und die Stirn mit der Einreibung massieren.

WACHOLDERRINDENRÄUCHERUNG

~ für unruhige Personen ~

DAS BRAUCHST DU DAZU

1 daumenlanges Rindenstück
(Ast- Stamm- oder Wurzelrinde)
4–5 Wacholderbeeren

SO WIRD ES GEMACHT

Die Rinde des Wacholders in grobe Stücke zerkleinern, die Wacholderbeeren mit dem Finger etwas aufdrücken. Nach dem Kochen des Essens, wenn dieses an den Esstisch gebracht wird, und in der Nähe des Herdes steht, kann die Restwärme der Ofenplatte zum Beruhigen der Familienmitglieder verwendet werden.

ANWENDUNG

Man legt die Wacholderstücke auf die auskühlende Ofenplatte legt. Die beruhigenden, muskelentspannenden, wärmenden ätherischen Öle gelangen in die Luft und wirken durch das Atmen bei den im Raum befindlichen Personen beruhigend. Dies kann genauso mit Räucherkohle oder Kohle aus dem Ofen gemacht werden.

RINDENAPOTHEKE BEI FIEBER

Spruch:

„Der Johannitag die Fieberrinde bringen mag." (Die Rinde gegen Fieber sollte am Johannitag, 24. Juni, geerntet werden.)

DIE JUNGE FRAU AUS DEM GEBIRGE

Die Kindersterblichkeit war einst ein großes Thema, besonders bei kleinen Kindern. „In unserer Familie waren wir 14 Kinder, davon sind 6 bereits im Babyalter gestorben", blickt ein Bauer in seine Kindheit zurück. Die Hälfte davon an dem sogenannten „Fieberkrampf", weil die Körpertemperatur zu hoch anstieg.

Die Mutter war zwischen der notwendigerweise zu erledigenden Arbeit und dem Krankenbett der Kinder unter Tränen hin- und hergerissen. Als er dann heiratete und selbst Kinder hatte, waren diese Erlebnisse in seinem Hinterkopf stets präsent.

Seine Eltern wollten, dass er eine Frau, eine fleißige Bäuerin aus der Nachbarsortschaft heiratete, er verliebte sich jedoch in eine „Fremde“, eine junge Frau aus dem Gebirge, noch dazu aus armen Verhältnissen und heiratete sie schließlich entgegen dem Willen seiner Eltern. Diese Frau brachte in die Ehe das Wissen ihrer Heimat mit. Durch die armen Verhältnisse, in denen sie aufgewachsen war, und die Tatsache, dass ihre Großmutter Landhebamme gewesen war, konnte sie sich natürlich ernähren und wusste sich bei Krankheiten zu helfen. Sobald die Kinder auch nur leichtes Fieber hatten, ging die Frau in den Garten, um Zweige der Schwarzen Johannisbeere zu holen, und bereitete einen Tee daraus und gab diesen den Kindern schluckweise zu trinken.

Die Füße der Kinder wickelte sie in eine Mischung aus Weidenrinde in Stücke geschnitten und etwas Essig ein und darüber ein Leinentuch. Sobald der Apfelessig und die Rinde trocken waren, erneuerte sie diesen Wickel, bis die Nacht vorüber war. So bewahrte sie ihre Kinder vor den tödlichen Fieberkrämpfen.

FIEBERTEE

DAS BRAUCHST DU DAZU

1 TL Ahornrinde (Ast-Rinde)

2 TL Weidenrinde (Ast-Rinde)

1 TL Lindenbaumrinde

1 l Wasser

SO WIRD ES GEMACHT

Die Rinden können frisch oder getrocknet verwendet werden. Die Rinden in grobe Stücke zerteilen, mit dem Wasser übergießen und am Herd auf mittlere Hitze erwärmen. Es soll dem Zeigefinger, wenn wir ihn in das Rindenwasser halten, nicht zu warm werden. Das Rindenwasser 10 Minuten auf mittlerer Hitze zugedeckt am Herd stehen lassen, danach abseihen.

ANWENDUNG

Den auf Zimmertemperatur abgekühlten Tee gegen Fieber schluckweise trinken. Es können auch Umschläge auf den Waden mit dem Rindentee gemacht werden.

RINDENWICKEL

DAS BRAUCHST DU DAZU

etwas frische Rinde von Weide, Birke, Buche, Linde, Pappel oder Ulme – je nachdem, was in der nahen Umgebung zu finden ist

SO WIRD ES GEMACHT

Die frisch geschälte Rinde entweder in Socken geben und diese Socken über die Füße ziehen oder die Rinden auf ein Tuch legen, die grüne Seite sollte nach oben zeigen.

ANWENDUNG:

Dieses Tuch mit den Rinden Richtung Haut auf die Waden legen, ein weiteres Tuch darüberwickeln und so lange liegen lassen, bis die Rinden trocken sind, danach erneuern.

TRAUBENKIRSCHENRINDENMILCH

~ bei Wechselfieber ~

DAS BRAUCHST DU DAZU

1 kleines (1 cm) Stück
Traubenkirschenrinde,
¼ l Milch,
¼ l Wasser

SO WIRD ES GEMACHT

Die Traubenkirschenrinde kann frisch oder getrocknet verwendet werden, sie wird in dem Wasser zum Kochen gebracht und 15–20 Minuten köcheln gelassen, danach die Milch zugeben und weitere 10 Minuten bei mittlerer Hitze am Herd lassen, danach abseihen.

ANWENDUNG

Bei Wechselfieber bereitete man mit dieser Rindenmilch Wadenwickel.

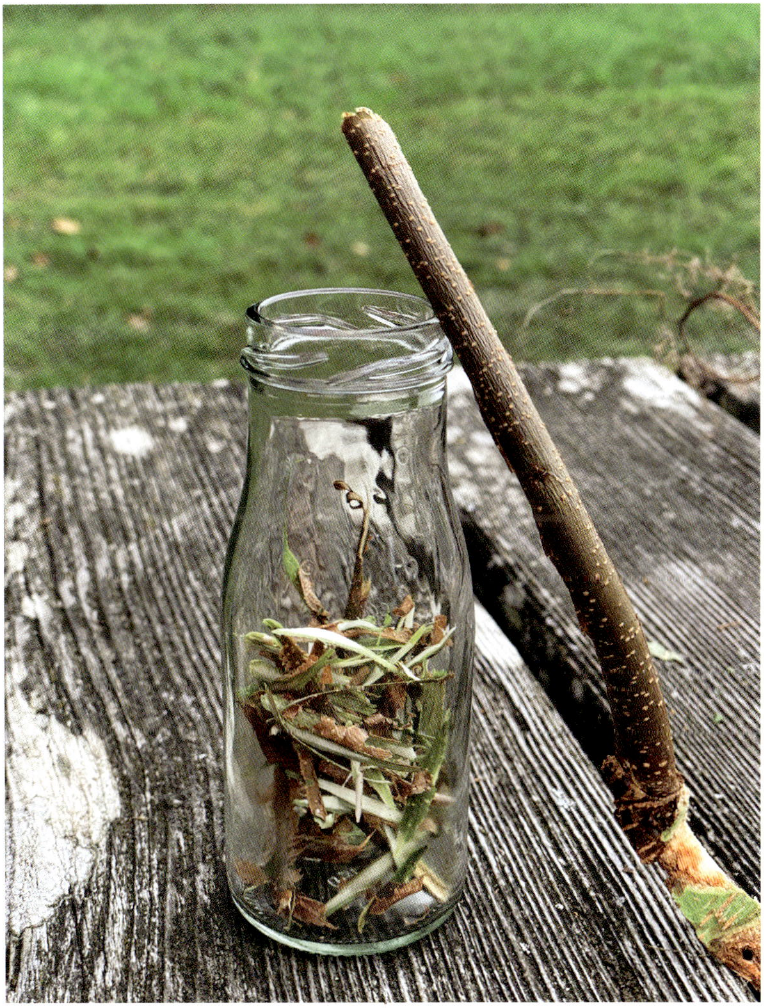

RINDENAPOTHEKE FÜR GELENKE

Spruch:

„Des Nasenzwickerbaumes Rinde macht Gicht gelinde (milder)."

DER RINDENANSATZ FÜR DAS SCHMERZENDE KNIE

„Wenn einen mitten in der Erntezeit die Gelenke schmerzen, sodass jeder Schritt zur Qual wird, ist man für jede Hilfe dankbar", erzählt ein Gebirgsbauer aus seinem arbeitsreichen Leben. Auf tagelange Hitzerekorde folgten schwere Unwetter, die gefühlte Schwere der Luft ließ diese auch bereits erahnen. Unter diesem Zeitdruck musste am Berghof die Heu-Ernte eingebracht werden. Hinzu kam, dass der Schweigervater, welcher stets emsig mitgeholfen hatte, im Frühling verstorben war und sein Wissen und seine helfende Hand fehlte.

Gesundheitsprobleme suchen sich leider stets den gefühlt ungünstigsten Zeitpunkt aus, um in das Leben zu treten. So waren alle Helfer schon zeitig in der Früh auf die Wiese geeilt, um diese mit der Sense zu mähen.

Es musste möglichst viel vor Sonnenaufgang gemäht werden, da das sogenannte „Guten Morgen Gras" in der Wiese wuchs. Dieses Gras lässt sich, wenn es nass ist, gut mähen, ist es jedoch trocken, dann verbiegt es sich unter der Sense so geschickt, als würde es „Guten Morgen sagen", es rutscht einfach durch, ohne dass es Schaden nimmt.

Dann ist die Wiese gemäht nur ebendieses Gras – das Wiesenrispengras – bleibt unbeschadet stehen. Durch die Drehbewegung beim Mähen mit der Sense in der nassen, steilen Wiese hat der Bauer an Halt verloren und sich mit den haltsuchenden reflexartigen Bewegungen sein Kniegelenk beleidigt. Schmerzerfüllt und aus Ärger über sich selbst schimpfend schleppte er sich auf den Hof zurück. Die Schwiegermutter hatte in ihrer Hausapotheke eine spezielle Rindenmischung, welche sie mit dem Vorlauf, der beim Schnapsbrennen überblieb, ansetzte.

Diese gab sie über sein Knie, tauchte ein Tuch in kaltes Wasser und legte dieses auf. Das wiederholte sie alle paar Minuten. Mittags konnte der Bauer wieder am Feld mithelfen, abends wiederholte die Schweigermutter das Einreiben mit dem Rindenansatz mehrmals. Selbst in der Früh stand sie zeitig auf, um das Knie zu versorgen. Die Schmerzen dauerten zwar noch ein paar Tage an, sie waren jedoch so weit gedämpft, dass der Bauer den Ernteeinsatztag zu Ende bringen konnte, ehe die Gewitter einsetzten.

AHORNRINDE/WEIDENRINDE

~ bei Gicht ~

DAS BRAUCHST DU DAZU

2 kleine Zweige Ahornrinde,
2 kleine Zweige Weidenrinde
(Ast-Rinde, Wurzel-Rinde),
Tuch

SO WIRD ES GEMACHT

Die Ahornrinde und die Weidenrinde lassen sich in größeren Stücken vom Holz herunterziehen. Die Rindenstreifen in ein feuchtes Tuch wickeln, dieses ins Backrohr legen und bei 150 Grad 10–15 Minuten erwärmen, danach die Rinde aus dem Tuch nehmen.

ANWENDUNG

Die Rinde, so warm es verträglich ist, auf die betroffenen Körperstellen auflegen, dies 2–3 Mal wöchentlich wiederholen.

WACHOLDERRINDENEINREIBUNG

~ Zerrungen, Muskelkater ~

DAS BRAUCHST DU DAZU

1 zeigefingerlangen Wacholderzweig,
3 EL Wacholderbeeren,
½ l 40 %igen Alkohol
(Brand, Wodka)

SO WIRD ES GEMACHT

Die Hälfte der Wacholderbeeren mit einem Mörser quetschen, den Wacholderzweig samt Rinde und Nadeln in kleine Stücke schneiden und alles gemeinsam in ein verschließbares Glas geben, mit dem Alkohol übergießen, und 4--6 Wochen reifen lassen, abseihen.

ANWENDUNG

Bei Muskelkater, schmerzenden Gelenken oder Zerrungen die Einreibung auf die betroffenen Körperstellen geben.

HASELRINDEN/BIRKENRINDENTEE

~ bei Gliederschmerzen ~

DAS BRAUCHST DU DAZU

1 EL Haselrinde

1 EL Birkenrinde

1/2 l Wasser

SO WIRD ES GEMACHT

Hierzu kann frische oder getrocknete Rinde verwendet werden. Die Haselrinde und die Birkenrinde zerkleinern und mit dem heißen Wasser übergießen, 15 Minuten ziehen lassen und abseihen.

ANWENDUNG

Über den Tag verteilt 2 Tassen des Tee´s schluckweise trinken. Wegen der entwässernden Wirkung ist es zu empfehlen den Tee nicht unmittelbar vor dem Zu-Bettgehen zu trinken. Dieser Tee ist entzündungshemmend und antirheumatisch.

KIRSCHBAUMRINDENÖL

~ bei Nervenschmerzen, für bewegliche Gelenke ~

DAS BRAUCHST DU DAZU

4 Stk zeigefingerlange Kirschbaumrinde
1 EL Wacholderbeeren
1 EL Fichten-, Tannen- oder Kiefernadeln,
½ l Öl (Olivenöl, Weizenkeimöl, Sonnenblumenöl)

SO WIRD ES GEMACHT

Die frisch geerntete Kirschbaumrinde in grobe Stücke teilen, die Wacholderbeeren im Mörser quetschen und gemeinsam mit den Fichten-, Tannen- oder Kiefernadeln mit dem Öl übergießen. Verschlossen 4–8 Wochen, mindestens einen Mondzyklus, 28 Tage, rasten lassen, danach durch ein Sieb oder Tuch filtern und in kleine Fläschchen füllen.

ANWENDUNG

Die betroffenen Körperstellen mit dem Öl gut einreiben.

RINDENAPOTHEKE FÜR DIE HAARE

Spruch:

„Für die Haarpracht ist gar wunderbar Berberitzenrinde gesammelt zur Heiligen Barbara."

DES NACHBARSBUBEN HAARFLAUM

„Der Nachbarsbub war so ein hilfsbereiter Bursche, nur wirkte er immer so traurig …", schwelgte die Kräuterfrau in der Erinnerung. Ob sie Hilfe beim Tragen, beim Sammeln brauchte oder beim Arbeiten, er war stets zur Stelle und verlangte nichts dafür. Wenn die Frau ihn nach dem Lohn fragte, meinte er stets, dass er vielleicht auch einmal Hilfe brauchen würde.

Die Frau wunderte sich, dass der Bursche stets etwas auf seinem Kopf trug, traute sich jedoch aus Höflichkeit nicht nach dem Grund zu fragen. Eines Tages, es war zu den ersten Sonnenstrahlen in der Früh, klopfte es an der Tür der Kräuterfrau. Die Tageszeit war für einen Besucher sehr ungewöhnlich, so überlegte sie, ob sie denn öffnen solle. Irgendetwas in ihr bewegte sie dazu die Tür zu öffnen.

Sie staunte nicht schlecht, als jener Bursche, mit gesenktem Blick fragte, ob er eintreten dürfe, er bräuchte ihre Hilfe. Im Dorf ist ein Mädchen, welches ihm so gut gefällt, er traut sich dieses nicht anzusprechen … während dieser Worte nahm er seine Kopfbedeckung vom Kopf, senkte den Kopf ab und meinte, er würde sich wegen seines schütteren Haares zu sehr schämen. Die Kräuterfrau begutachtete seine Kopfhaut und seine feinen Haare und meinte beruhigend: „Mein Junge, solange noch ein Flaum am Kopf ist, kann dir geholfen werden."

Sie eilte in einen Nebenraum, holte ein Fläschchen mit Rinden (Berberitzenrinde, Birkenrinde, Wildrosenrinde) und Kräutern (Brennnesselwurzeln, Birkenblätter) in Alkohol und meinte zu ihm, er solle sich jeden Tag morgens und abends damit kräftig den Kopf massieren.

Der Bursche bedankte sich und tat, wie die weise Frau ihm geraten hatte, nach 4 Wochen merkte er eine Besserung, nach 8 Wochen lief er freudestrahlend zur Kräuterfrau und zeigte ihr seine Haarpracht. Die Kräuterfrau erzählte weiter, während sie verschmitzt lächelte.

Mit dieser Herzenswunschdame ist es zwar dann nichts geworden, jedoch ist der Bursche eines Tages zu ihr gekommen, als ihr Sohn mit der Enkeltochter gerade zu Besuch war – die beiden hatten sich auf Anhieb gut verstanden und sind ein glückliches Paar geworden.

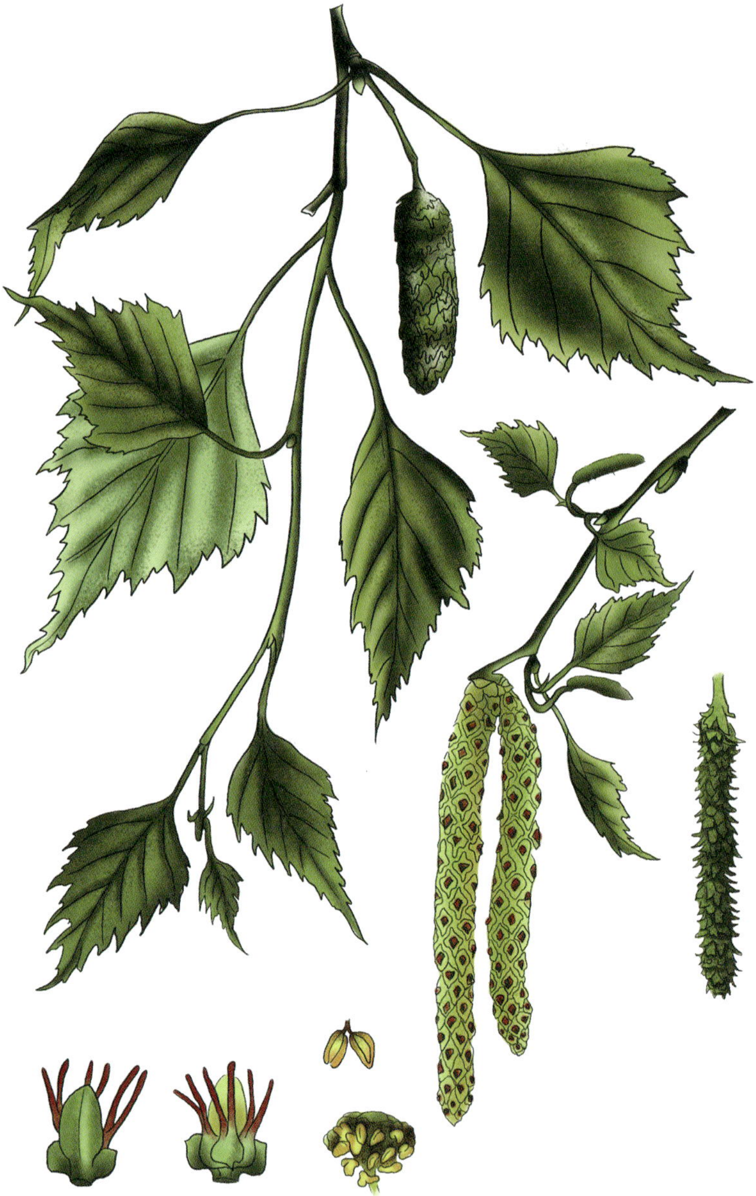

BIRKENRINDENSPÜLUNG

~ für glänzendes Haar ~

DAS BRAUCHST DU DAZU

1 EL Birkenrindenstücke

¼ l Wasser

SO WIRD ES GEMACHT

Es kann frische oder auch getrocknete Birkenrinde genommen werden. Die Birkenrinde in kleine Stücke zerkleinern. Das Wasser zum Kochen bringen, die Rindenstücke hinzugeben, den Deckel daraufgeben, den Herd abschalten und 10–15 Minuten ziehen lassen. Danach abseihen.

ANWENDUNG

Die Rindenspülung abkühlen lassen und nach der Haarwäsche über das handtuchtrockene Haar gießen und in die Kopfhaut massieren. Sie wird nicht ausgespült.

BERBERITZENRINDENHAARMASKE

~ für kräftiges Haar, bei Haarausfall ~

DAS BRAUCHST DU DAZU

3 EL Berberitzenrinde,
eine Messerspitze feines Salz,
1 EL Honig,
5 EL Roggenmehl,
300 ml Wasser

SO WIRD ES GEMACHT

Hierzu kann frische oder getrocknete Berberitzenrinde verwendet werden. Die Berberitzenrinde in kleine Stücke schneiden und gemeinsam mit dem Salz, Honig und warmen Wasser vermischen und umrühren, bis sich der Honig aufgelöst hat. Für mindestens 24 Stunden rasten lassen. Danach abseihen und handwarm erwärmen, das Mehl einrühren, sodass eine cremige Konsistenz erreicht wird, danach in eine Flasche füllen.

ANWENDUNG

Diese durchblutungsfördernde, kräftigende Haarpflege gut in die Haare und Kopfhaut massieren und 5–10 Minuten einwirken lassen, danach ausspülen und die Haare trocknen lassen. Bei blondem Haar sollte statt der Berberitzenrinde besser eine Birkenrinde verwendet werden.

ZWETSCHKENRINDENHAARWASSER

~ bei fettigem Haar, kopfhautberuhigend ~

DAS BRAUCHST DU DAZU

3 daumenlange Stück Zwetschkenrinde (Pflaumenbaumrinde),
6–7 Blattknospen der Zwetschke,
2 Teetassen Obstessig

SO WIRD ES GEMACHT

Beim Ernten der jungen Äste zur Entnahme der Rinde sehen Sie an den Ästen kleine Knospen, dies sind die zusammengerollten Blätter, welche, sobald es warm genug ist, sich einfach auseinanderrollen. Die Knospen, welche sich auf dem Ast befinden, von dem Sie die Rinde abschälen, ernten Sie ebenfalls. Die Rinden in grobe Stücke schneiden, den Essig mit den Rinden und Knospen am Herd zum Kochen bringen, nach dem Aufkochen vom Herd nehmen und zugedeckt 2–3 Stunden rasten lassen, danach durch ein Sieb filtern.

ANWENDUNG

1 EL des Rindenessigs auf ¼ l handwarmes Wasser geben, über die Kopfhaut gießen und gut in das Haar einmassieren. Es braucht nicht ausgespült zu werden.

RINDENAPOTHEKE FÜR DIE HAUT

Spruch:

„Apfelbaumrinde für die Braut bringt ihr eine schöne Haut."

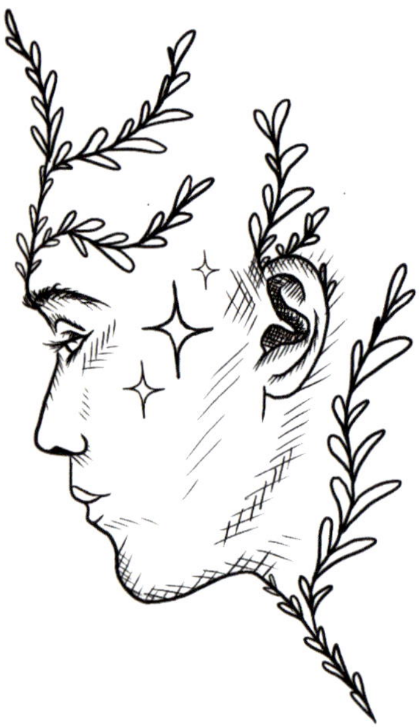

DES SCHNEIDERMEISTERS RINDE

Ein Schneidermeister, der aus lauter Liebe zu seinem Handwerk manchmal sogar auf das Essen vergaß, hatte Probleme mit verhärteter, eingerissener Haut an den Fingerkuppen. Seine Frau erzählte, dass sie ihn manchmal gar „unschöne, laute Worte" sagen hörte, wenn Feinarbeiten zu machen waren, ihm durch die verhärtete Haut das Gefühl dafür fehlte und es ihm Schmerzen bereitete. Eines Tages gab eine Frau bei jenem Schneidermeister ein Trachtenkleid, ein sogenanntes Dirndl in Auftrag, welches besonders viele Feinarbeiten erforderte. Der Schneidermeister meinte zu der Dame, dass er aus gesundheitlichen Gründen nicht wüsste, ob er ihrem Wunsch nachkommen könne, und schilderte ihr sein Leid.

Die Frau meinte, sie wüsste vielleicht, wie sie ihm helfen könne. Er solle in seinen Garten hinausgehen, zum Hauseingang, dort wächst eine Hagebuttenstaude (eine Hundsrose auch Wildrose genannt), und solle sich die Rinde der jungen Zweige herunternehmen, diese in Wasser aufkochen lassen und seine Finger in diesem Wasser täglich für 10 Minuten baden.

Der Schneidermeister tat, wie ihm die Dame empfohlen. Aus seiner Verzweiflung heraus badete er seine Finger sogar zwei Mal täglich in diesem Rindenauszug.

Nach drei Wochen war die harte, rissige Haut auf seinen Fingerkuppen verschwunden. Vor lauter Freude über diese „Erlösung" schenkte der Schneidermeister der Frau ihr Dirndl. Von nun an wusch er täglich seine Finger in diesem Hundsrosenrindenauszug.

APFELBAUMRINDEN „MEHLEM“

~ bei Hautverletzungen ~

DAS BRAUCHST DU DAZU

3 EL Apfelbaumrinde,
3 EL Fichten- oder Tannenharz,
150 g Schweineschmalz,
50 g Olivenöl,
1 EL Honig

SO WIRD ES GEMACHT

Das Schmalz mit der Rinde und dem Harz am Herd bei mittlerer Stufe erwärmen und 20 Minuten ziehen lassen. Danach abseihen und das Olivenöl und den Honig zugeben, gut umrühren und abkühlen lassen.

ANWENDUNG

Dies bei Hautverletzungen oder kleinen Wunden direkt auf die Wunde geben.

WALNUSSBAUMRINDENSALBE

~hautstraffend und Sonnenschutz ~

DAS BRAUCHST DU DAZU

1 EL Walnussbaumrinde,
100 ml kalt gepresstes Öl
(Sonnenblumenöl, Olivenöl),
6 g Bienenwachs

SO WIRD ES GEMACHT

Im Frühling, bevor die Blätter austreiben, von einem jungen frischen Ast die Rinde vom Holz lösen, grob zerkleinern, in ein verschließbares Glas geben, mit dem Öl übergießen und mindestens 28 Tage, einen Mondzyklus, am Fensterbrett rasten lassen. Danach durch ein Sieb seihen, das Öl mit dem Bienenwachs bei mittlerer Temperatur auf den Herd stellen und sobald sich das Bienenwachs aufgelöst hat, in Tiegel füllen.

ANWENDUNG

Als Sonnenschutz eine halbe Stunde, ehe man in die Sonne geht, sich damit eincremen, zur Hautstraffung täglich vor dem Zu-Bettgehen die Haut damit massieren.

KIEFERNRINDENMASKE

~beruhigend bei gereizter Haut, bei Pilzinfektionen ~

DAS BRAUCHST DU DAZU

1 EL Kiefernrinde,

1 EL Honig,

¼ l Milch,

100 g Topfen

SO WIRD ES GEMACHT

Die frisch geerntete Kiefernrinde in möglichst kleine Stücke schneiden und mit der Milch am Herd aufkochen, danach durch ein Sieb seihen und abkühlen lassen. Die abgekühlte Kiefernrindenmilch mit dem Honig und dem Topfen zu einer cremigen Maske mischen.

ANWENDUNG

Diese beruhigende Gesichtsmaske auf die Haut auftragen und für 10–15 Minuten einwirken lassen, danach abwaschen.

ROSENRINDENESSIG

~hautpflegend, gegen Falten ~

DAS BRAUCHST DU DAZU

2 EL Rosenrinde

250 ml Apfelessig

SO WIRD ES GEMACHT

Die Rosenrinde frisch ernten, mit dem Apfelessig übergießen und für 1–2 Wochen an einem dunklen Ort rasten lassen, danach abseihen und in eine Flasche füllen.

ANWENDUNG

Kur: Als Kur für 2–3 Wochen täglich 2 EL dieses Hundsrosenrindenessigs in ein ¼ l Wasser geben, mit handwarmem Wasser auffüllen und morgens nüchtern trinken.

Küche: Der Hundsrosenrindenessig kann in der Küche zum Kochen, für Salate oder Getränke verwendet werden. So profitiert die ganze Familie von seinen Vorzügen.

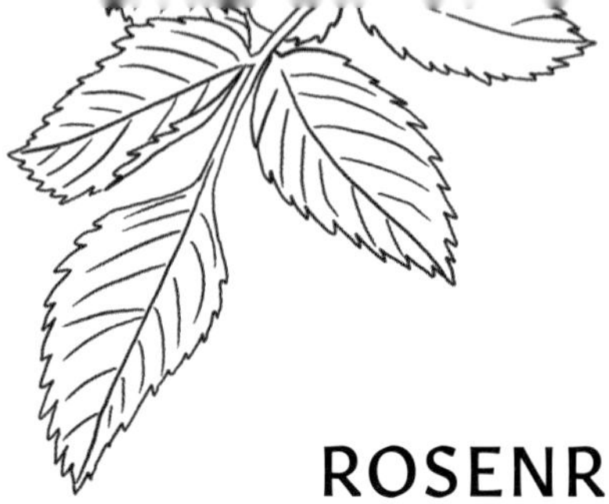

ROSENRINDENSOLE

~ für eine weiche Haut ~

DAS BRAUCHST DU DAZU

4 EL Rosenrindenstücke,

400 g grobes Salz,

1 l Wasser

SO WIRD ES GEMACHT

Die Rosenrindenstücke in ein verschließbares, hohes Glas geben, das Salz darüberleeren, danach mit dem warmen Wasser das Glas auffüllen und verschlossen 4–5 Tage rasten lassen. Das Salz sollte sich größtenteils im Wasser aufgelöst haben.

ANWENDUNG

Für ein Vollbad ¼ l der Rosenrindensole in das Badewasser gießen und 15–20 Minuten darin baden. Hat jemand keine Badewanne, dann gibt man 2 EL dieser Sole in ¼ l Wasser und wäscht damit die Haut.

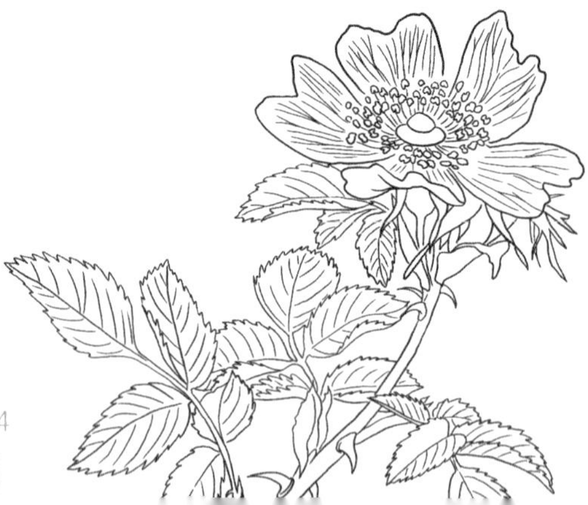

WEIDENRINDEN/ROSENRINDEN-BADEBOMBE

~ hautpflegend ~

DAS BRAUCHST DU DAZU

1 EL Hundsrosenrinde,
1 EL Weidenrinde,
450 g Natron (ist im Supermarkt als Backzutat erhältlich),
220 g Zitronensäure, 1 TL Honig
70 ml Sonnenblumenöl oder Olivenöl,
120 g Speisestärke, 15 Tropfen Rosenöl

SO WIRD ES GEMACHT

Die Rinden in das Öl geben und für 3 Wochen in einem verschlossenen Glas am Fensterbrett reifen lassen, danach abseihen. Die Speisestärke und das Natron vermischen, das Rindenöl hinzugeben und durchkneten, dann das ätherische Rosenöl, die Zitronensäure, den Honig hinzugeben und fest durchkneten. Danach aus der Masse Kugeln formen, diese auf einem Butterbrotpapier trocknen lassen, bis sie fest sind.

ANWENDUNG

Diese herrlich duftenden Badekugeln einfach dem Badewasser zugeben und genießen.

RINDENAPOTHEKE BEI TRAURIGEM HERZEN UND LIEBESKUMMER

Spruch:

„Weißdornrinde ich bitte dich sehr, mein Herz fühlt sich an so schwer, meine Gedanken sind gar trüb, ich bitte dich, erhelle mein Gemüt."

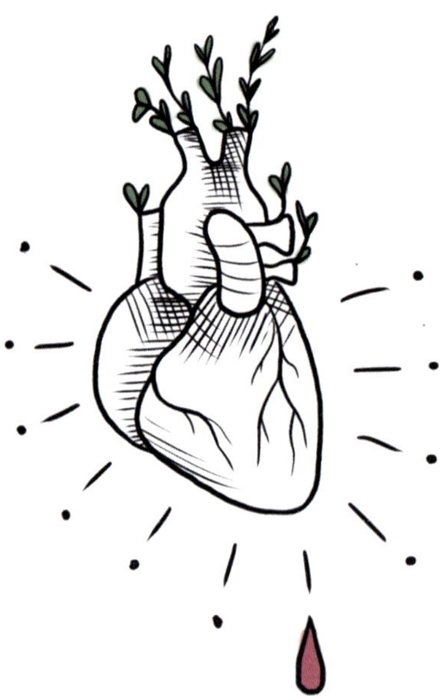

DIE RINDE FÜR DIE JUNGE WITWE

Es war ein tragisches Schicksal und eine schwierige Zeit, an welche sich eine vom Leben gezeichnete Frau, die ihren Lebensabend im Altersheim verbrachte, erinnert. Sie war noch jung und gerade frisch verheiratet zum Hof ihres Mannes gezogen. Jener Mann war zwar etwas schwerhörig, jedoch herzensgut. Ihre Schwiegermutter kochte, der Schwiegervater war einst im Krieg geblieben und die junge Frau half ihrem Mann die Wiesen zu mähen.

Die letzte Wiese war neben einem Bach, eine sehr feuchte Wiese. Ihr Mann meinte zu ihr, er würde das Zusammenrechen (mit einem Rechen das Gras zusammenschieben) noch fertig machen, sie solle einstweilen mit dem Traktor nach Hause fahren und der Mutter helfen, er würde zu Fuß heimkommen. Doch einige Zeit später kam nicht der geliebte Mann nach Hause, sondern ein Verwandter, der ihnen sagte, dass ihr Mann beim Heimgehen ein Bahngleis queren musste, hierbei vom Zug erfasst und getötet wurde.

Da er schwerhörig war, durfte er die Signaltöne des Zuges nicht vernommen haben – so war schlussendlich die Vermutung. Die junge Frau war nicht nur vom Schmerz über den Tod geplagt, sondern machte sich Vorwürfe, nicht bei ihm geblieben und mit ihm gemeinsam nach Hause gefahren zu sein. Es waren viele Monate vergangen, die Frau war stark abgemagert und seelisch noch immer schwer in Mittleidenschaft gezogen, hatte keinerlei Appetit.. Die Schwiegermutter und ihre Mutter machten sich große Sorgen und beratschlagten, wie sie ihr helfen konnten.

Eines Tages trafen sie im Ort eine Nonne, welche auf der Durchreise war, und fragten auch sie um Rat. Diese meinte, sie sollen die Wurzel des Sauerdorns (der Berberitze) ausgraben, deren Rinde herunternehmen und daraus einen Tee zubereiten, mit diesem Tee sollten sie das Essen zubereiten.

Weiters sollten sie Weißdornfrüchte und Rinde der Zweige des Sauerdorns nehmen und ihr dies als Tee zu trinken geben. Die Berberitzenwurzelrinde würde der jungen Frau körperlich helfen, wieder zu Kräften zu kommen, und die Astrinde und die Weißdornfruchte würden ihrer „Seele" helfen, wieder Lebenswillen zu finden.

Die Frauen taten, wie die Nonne ihnen empfohlen, und langsam fand die junge Frau wieder zu Kräften und begann über ihren Schmerz zu sprechen.

WEISSDORNRINDENTEE

~bei traurigem Herzen, trüber Stimmung, innerer Unruhe, Liebeskummer ~

DAS BRAUCHST DU DAZU

2 EL Weißdornrinde (Ast-Rinde),
1 EL Weißdornfrucht oder -blätter,
1 l Wasser

SO WIRD ES GEMACHT

Die Weißdornrinde, zum Maria Lichtmessvollmond geerntet, in grobe Stücke schneiden und trocknen. Weißdornfrüchte oder-blätter ebenfalls trocknen.

Die Rindenstücke und die Früchte oder Blätter in das Wasser geben, am Herd aufkochen lassen, den Herd abschalten und für weitere 10 Minuten ziehen lassen, danach abseihen.

ANWENDUNG

Von diesem Tee morgens und abends eine Tasse voll schluckweise und warm trinken, bei Bedarf mit Honig süßen.

LINDENRINDENWEIN

~bei Trauer, Todesfall, Herzschmerz durch Schicksalsschlag ~

DAS BRAUCHST DU DAZU

1 TL Lindenrinde,
¼ l lieblichen Rotwein,
ein wenig Zimt

SO WIRD ES GEMACHT

Die frische oder getrocknete Rinde mit dem Rotwein und dem Zimt am Herd aufkochen, auf mittlerer Hitze 15 Minuten weiterköcheln lassen, danach durch ein feines Teesieb oder ein Tuch abseihen.

ANWENDUNG

Von diesem Lindenrindenwein bei Bedarf einen Schluck trinken.

RINDENAPOTHEKE FÜR DAS IMMUNSYSTEM

Spruch:

„Vor Frau Holle zieh den Hut, ihre Rinde hilft stets gut, ihrer Rinden Saft, holt zurück deine Körperkraft."

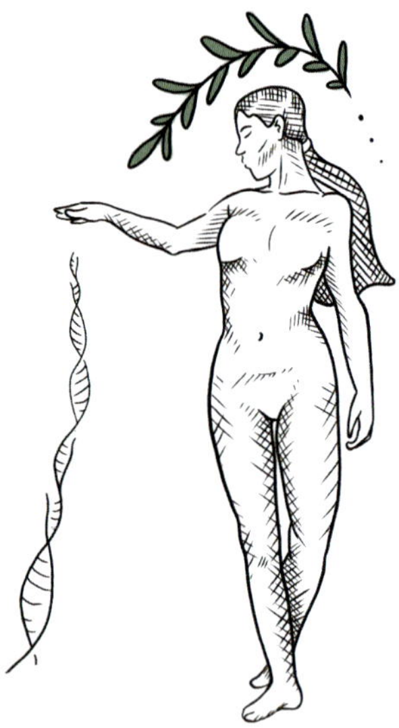

DER SOHN DER VERTRIEBENEN MAGD

„Auf vielen Höfen wurden die Mägde im Falle einer Schwangerschaft einfach vertrieben, ganz gleich wie ihr Gesundheitszustand gerade war, wurden sie praktisch auf die Straße gesetzt, wussten plötzlich nicht, wo sie schlafen, geschweige denn was sie essen sollten. Das kann man sich heute zum Glück nicht mehr vorstellen", erzählte der 90-jährige Mesner aus dem Mühlviertel. Manchmal nutzte die Bäuerin die Gelegenheit die Magd loszuwerden, weil sie sie nicht leiden konnte, ein andermal wurde die Magd vertrieben, weil sie die letzten Wochen vor und die ersten Wochen nach der Geburt nicht einsatzfähig war.

Seine Mutter hatte Glück, sie wurde zwar von ihrer damaligen Herrschaft vertrieben, landete jedoch bei einem kinderlosen Bauern-Ehepaar, welches einen Nachfolger für den Hof brauchte. Der Mutter wurde gleich gesagt, wenn es ein Bub werden würde, könne sie bleiben, wenn es ein Mädchen werden würde, müsse sie weiterziehen ... Die Frau gebar einen kräftigen Jungen, den die Bauersleute als ihren Sohn ausgaben und aufzogen. Der Junge war nur etwas kränklich, hatte in seinem Umfeld jemand eine Krankheit, dann wurde er garantiert auch krank.

Sobald irgendjemand auch nur die geringsten Krankheitsanzeichen hatte, ging die sorgsame Bäuerin in den Garten hinaus, holte einen frischen Stamm der Schwarzen Johannisbeere und kochte die Rinde in Milch auf, nahm die Rinde heraus und fügte etwas Honig hinzu.

Diesen wohlschmeckenden Trunk bekam der Junge zur Stärkung seines Immunsystems zu trinken. Solange die Bäuerin lebte, bereitete sie für den Jungen diesen Rindentrunk zu, sogar als er selbst schon Kinder hatte...

HOLUNDERRINDENTEE VON OBEN NACH UNTEN GESCHÄLT

~ für die Abwehrkräfte ~

DAS BRAUCHST DU DAZU

1 TL Ast-Rinde des Holunders,

½ l Wasser

SO WIRD ES GEMACHT

Die Rinde des Holunders von oben nach unten schälen, sie kann für diesen Tee frisch oder getrocknet verwendet werden. Die Rinde über Nacht in kaltes Wasser legen, am nächsten Tag aufkochen und 15 Minuten ohne Deckel ziehen lassen, danach abseihen.

ANWENDUNG

Für die Abwehrkräfte 1 Tasse täglich schluckweise trinken.

FICHTENRINDENTINKTUR

~ für das Immunsystems, bei Entzündungen ~

DAS BRAUCHST DU DAZU

3 EL Fichtenrinde,
1 EL Fichtenwipferl, 1 TL Honig,
(Fichtentriebe des Frühlings),
½ l Alkohol, ca. 40 %ig
(Obstbrand, Korn, Wodka)

SO WIRD ES GEMACHT

Die Rinde der Fichte, im Frühling geerntet, sobald die Wipferl – ihr Nachwuchs – sich 0,5–1 cm groß zeigen, und 1 EL Wipferl in den Alkohol geben, den Honig dazu und für 28 Tage dunkel rasten lassen. Danach abseihen und in eine kleine Flasche füllen.

ANWENDUNG

Zur Grippevorbeugung, wenn die Sommergrippe oder Wintergrippe sich entfaltet, zur Immunstärkung oder bei Entzündungen täglich bis zu 3 x 10 Tropfen in ¼ l warmem Wasser einnehmen – jeweils 30 Minuten vorher und nachher soll nichts gegessen werden.

SCHWARZER JOHANNISBEER-RINDENTRUNK

~ abwehrkräftestärkend ~

DAS BRAUCHST DU DAZU

2 EL Rinde der Schwarzen Johannisbeere,
¼ l Saft der Schwarzen Johannisbeere,
1 Bio-Orange, 2 Stangen Zimt,
4–5 Gewürznelken, 750 ml trockenen Rotwein,
70 g Kandiszucker

SO WIRD ES GEMACHT

Von der Orange etwas Schale abreiben und danach den Saft auspressen, die Rinde der Schwarzen Johannisbeere in grobe Stücke schneiden.

In einen Kochtopf Zucker, Zimt, Gewürznelken, Orangenschalen, Orangensaft, Schwarze-Johannisbeer-Rindenstücke geben und mit dem Rotwein übergießen, nun erwärmen, bis der Rotwein zu schäumen beginnt, dann ist die optimale Temperatur erreicht, nun ca. 1 Stunde köcheln lassen, danach abseihen.

ANWENDUNG

Hiervon 1/8 l täglich zur Stärkung der Abwehrkräfte genießen. Als alkoholfreie Variante kann statt des Alkohols mehr Saft der Schwarzen Johannisbeere verwendet werden.

JOHANNISBEERRINDESSIG

~ bei Erkältungen, Entzündungen, für das Immunsystem ~

DAS BRAUCHST DU DAZU

2 EL Johannisbeerrinde,

1 TL Honig,

¼ l Essig

SO WIRD ES GEMACHT

Die Johannisbeerrinde frisch ernten, mit dem Honig in ein Glas geben und mit dem Essig übergießen. Verschlossen für 14 Tage reifen lassen, danach abseihen.

ANWENDUNG

1 EL dieses Essigs in ¼ l warmes Wasser geben und morgens nüchtern und abends vor dem Zu-Bettgehen trinken.

RINDENAPOTHEKE BEI INSEKTENSTICHEN

Spruch:

„Schwellungen vom Fluggetier lindert Birkenrinde dir."

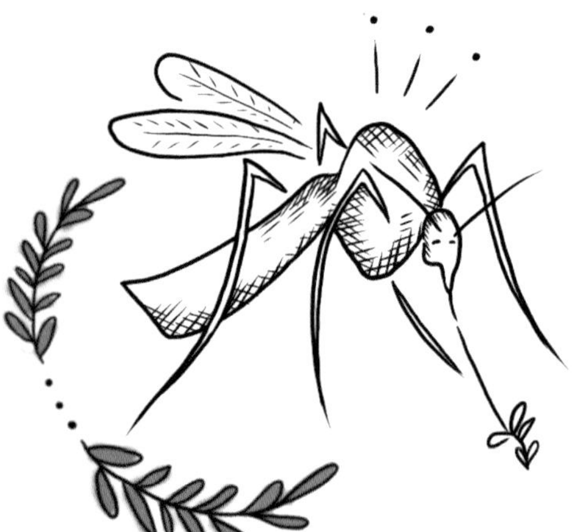

SCHWIEGERMUTTERS NOTLANDUNG IM STECHMÜCKENPARADIES

Als liebevoller Schwiegersohn unternahm Josef mit seiner Schwiegermutter einen sonntäglichen Bootsausflug. Der Schwiegersohn hat eine große Leidenschaft – die Landschaftsfotografie. Mit dem Boot ruderte er nahe dem Ufer entlang, während seine Blicke die Landschaft nach besonderen Fotomotiven absuchten. Eine einzigartige Felsformation über dem Wasser hatte es ihm dermaßen angetan, dass er fasziniert von seiner Entdeckung sowohl auf das Boot als auch auf seine Schwiegermutter vergaß.

Er holte den Fotoapparat aus der Tasche, visierte sein Objekt an, als doch genau in diesem Moment eine unvorhergesehene größere Welle das Boot erwischte und gegen einen am Ufer befindlichen Felsen katapultierte. Von seiner Schweigermutter war noch ein mehr oder weniger verständnisvolles „Öha ..." zu hören, als in den Boden des Bootes bereits Wasser einlief.

Die beiden schafften es noch an das Ufer zu gelangen. Heute würden wir in diesem Falle mit dem Handy um Hilfe rufen, zu dieser Zeit gab es nur noch kein Handy.

So warteten die beiden geduldig, bis vielleicht jemand mit einem Boot zufällig nahe dieser Insel im Stausee vorbeikommen würde. Doch es wurde Abend und keine Menschenseele war zu sehen – dafür schienen mit jeder Nuance, mit der der sommerliche Abend weiter fortschritt, Tausende Stechmücken Interesse an den beiden ihnen hilflos ausgelieferten „Warmblütlern" zu haben. Bis dann endlich die Bootsvermietung bemerkte, dass ein Boot fehlte, sich auf die Suche nach den beiden begab und sie auch fand, waren ihre Körper mit gefühlt mehr Stechmückenstichen als Haaren übersät.

Zu Hause angekommen bereitete die – immer noch verständnisvolle – Schweigermutter einen Wasserauszug aus Birkenrinde und Weidenrinde zu. In diesen abgekühlten Rindenauszug tauchte sie Tücher ein und legte diese auf die betroffenen Körperstellen auf. Sobald die Tücher trocken waren, tauchte sie diese erneut in den Rindenauszug ein und legte sie auf. Dies wiederholte sie mehrmals. Die leichten Schwellungen der Einstichstellen waren zwar am nächsten Tag noch zu erkennen, doch die Hautrötung und den Juckreiz hatte sie mit dem Rindenwasser abwenden können.

BIRKENRINDE AUFLEGEN

DAS BRAUCHST DU DAZU

Frische Birkenrinde

SO WIRD ES GEMACHT

Von einem jungen Birkenast etwas frische Rinde herunternehmen und diese mit der grünen, saftigen Seite über den Insektenstich legen. Ein paar Minuten liegen lassen, bis Besserung eintritt.

ANMERKUNG

Hierzu können ebenso die Rinden von Lindenbaum, Pappel oder Buche verwendet werden.

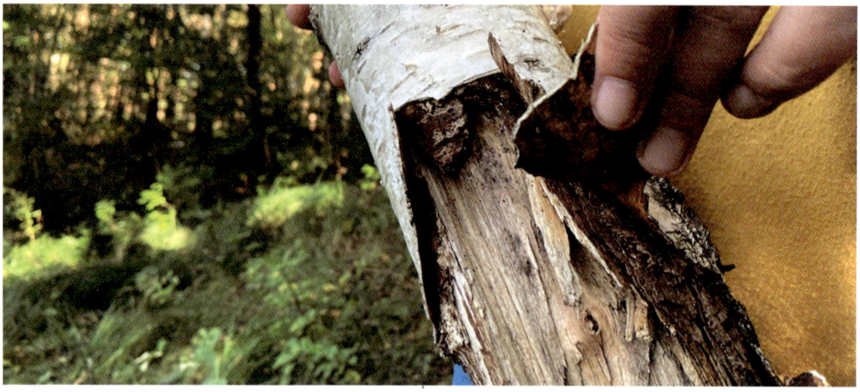

ZYPRESSENRINDENPASTE

~ bei Krampfadern, Insektenstichen ~

DAS BRAUCHST DU DAZU

2–3 EL Zypressenrinde,
etwas Wasser

ANWENDUNG

Etwas von diesem Zypressenrindenpulver bei Krampfadern oder Hämorrhoiden in eine Schüssel geben, mit Wasser zu einer cremigen Paste rühren und auf die betroffenen Körperstellen auftragen. Ein Tuch mit Wasser tränken und darüberlegen. Für 20 Minuten einwirken lassen. Bei Insektenstichen, vor allem wenn sie jucken und brennen, die Paste direkt auf die Einstichstelle geben.

SO WIRD ES GEMACHT

Die Zypressenrinden in kleine Stücke schneiden und mit der Küchenmaschine zu einer pulvrigen Masse verarbeiten, trocknen lassen und in Gläser füllen.

RINDENAPOTHEKE FÜR DIE KNOCHEN

Spruch:

„Frau Eiche ist ein kräftger Baum, selbst Winde vermögen sie nicht umzuhauen. So deine Gebeine schmerzen oder plagen, brauchst du sie nur um Hilfe fragen. Von ihrer Rinde nimm mit Bedacht, nur so viel, wie angedacht! Reibe sie zu Mehle fein, tu dies in deine Speisen rein."

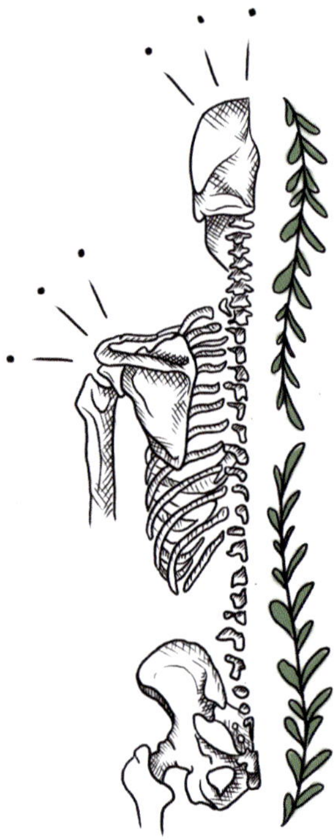

DER BESONDERE HERR PFARRER

Im Waldviertel lebte ein ganz besonderer Pfarrer, ein Kräuterpfarrer, der das Wissen und die göttliche Gabe hatte, vielen Menschen mit seinen Kräuterrezepten zu helfen, erzählte eine dankbare Frau nahe dem Horner Wald. Bereits ihre Mutter und Großmutter litten im Alter an „schwachen Knochen". Bei ihrer Mutter war es so schlimm, dass ihr einst sogar der Fuß brach, als sie, während sie aus dem Bette stieg, ihr Körpergewicht kurz auf diesen Fuß stützte.

Die Frau war damals um die 50 Jahre und sehr gläubig, ging jeden Sonntag in die Kirche und bat den Herrgott, dass ihr dieses Schicksal erspart bleiben würde. „Da hat es in Karlstein den Herrn Pfarrer Karl Rauscher gegeben, der hat sich mit Kräutern sehr gut ausgekannt und vielen Menschen geholfen, der wollte ein großes Kräuterzentrum errichten", erzählt sie weiter.

Doch noch ehe sie ihn um Hilfe aufsuchte, erreichte sie die Nachricht, dass jener Pfarrer als Folge von Übermüdung in seinem stetigen fleißigen Einsatz, bei einem Unfall verstorben war. Ein paar Jahre später hörte sie von einem „neuen" begnadeten Pfarrer namens Hermann Josef Weidinger in Karlstein, welcher einigen Menschen geholfen hatte. Diesmal machte sie sich sofort auf dem Weg zu ihm. „Ich werde die Begegnung nie vergessen! Er war von zierlicher, hagerer Gestalt, noch ehe ich etwas von meinen gesundheitlichen Ängsten sagen konnte, nahm er zum Gruße meine Hand, legte seine Finger an meine Unterhand, als würde er meinen Puls messen und sah mir dabei in die Augen."

In jenem Moment war es ganz still, sie vernahm keine Geräusche, spürte nur den Blick und die Hand des Herrn Pfarrers, nach gefühlt ein paar Minuten begann er zu ihr zu sprechen. Sie solle um ihrer Gesundheit willen sich junge Rinde von der Eiche holen, diese zu Mehl vermahlen und davon jeden Tag ein wenig essen, das würde ihre Knochen stärken.

Nach diesen Worten ging er weiter und begrüßte die nächste Person. Wie verzaubert, dass jener Herr Pfarrer ihr Problem wie durch göttliche Eingabe erkannt hatte, befolgte die Frau seinen Rat. Bis zum Zeitpunkt, als sie dieses Erlebnis erzählte – mittlerweile war sie über 80 Jahre – ging es ihr mit den Knochen gut!

EICHENRINDENPULVER

~ für kräftige Knochen, Knochendichte ~

DAS BRAUCHST DU DAZU

1 Handvoll Eichenrindenstücke

SO WIRD ES GEMACHT

Die Eichenrinde möglichst zeitig im Frühjahr ernten, in Stücke schneiden, 1–2 Tage trocknen lassen. Danach mit der Küchenmaschine zu einer pulvrigen Konsistenz zerkleinern, durch ein Küchensieb filtern und die mehlige Masse auf einem Butterbrotpapier noch 1–2 Tage trocknen lassen, ehe sie in Gläsern aufbewahrt wird.

ANWENDUNG

Für den längeren Erhalt der Knochendichte 1 Messerspitze dieses Pulvers täglich dem Essen zugeben oder mit etwas Honig einnehmen.

KIRSCHRINDENTEE

~ zur Regeneration der Knochen ~

DAS BRAUCHST DU DAZU

1 EL Kirschbaumrinde,

½ l Wasser

SO WIRD ES GEMACHT

Das Wasser am Herd aufkochen, die in grobe Stücke geschnittene Kirschenrinde hinzugeben und 10 Minuten köcheln lassen, vom Herd nehmen, durch ein Sieb filtern und den Honig zugeben.

ANWENDUNG

Nicht nur für eine Stärkung der Knochen, sondern auch zur Stärkung von Lunge und Herz hiervon 3 Mal am Tag eine kleine Tasse trinken.

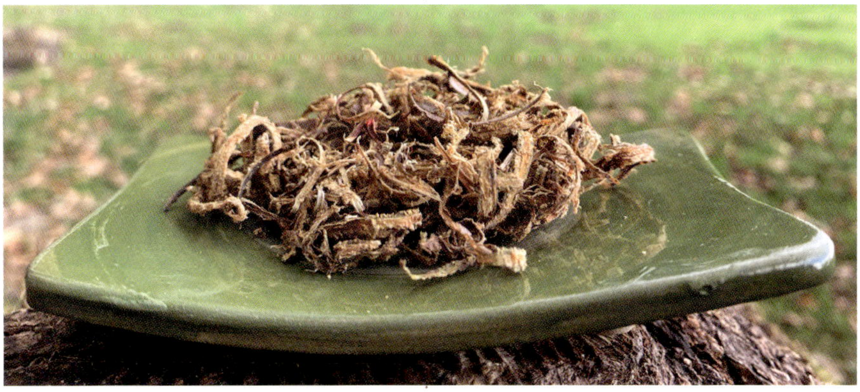

RINDENAPOTHEKE FÜR DIE LUNGE

Spruch:

„Husten, Halsweh, Lungenleiden tun Fichtenrinde meiden."

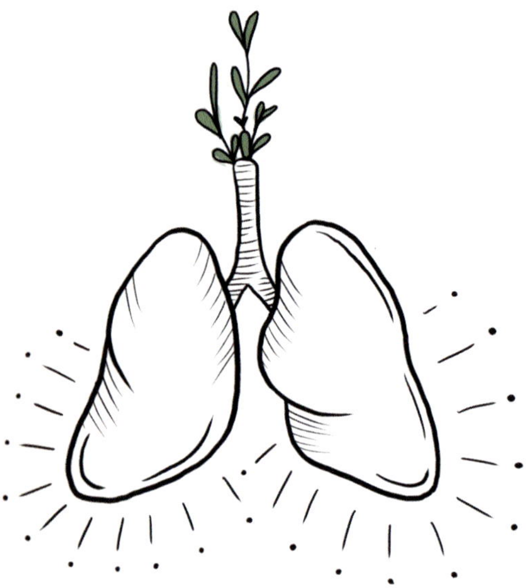

DER HOLZFÄLLER UND DIE TANNENASCHE FÜR DIE LUNGE

„Ob es wirklich die Asche und das Harz waren, die mir das Überleben schenkten, weiß ich nicht, wir hatten halt auch keine andere Möglichkeit, wir waren auf uns alleine gestellt, da draußen in den Wäldern." Seit seinem 14. Lebensjahr musste dieser von der körperlichen Arbeit schwer gezeichnete, über 90-jährige Mann „in das Holz gehen", um sein Überleben und später das Überleben seiner Familie zu sichern. „Ich bin sicher, dass sie mir geholfen haben ..."

Seine Frau kochte im „Hegerhaus", wie in seiner Heimat das Haus des Jägers genannt wurde, und er war für die gräfliche Familie als Holzfäller angestellt. Wenn er mit seinen Kollegen in den scheinbar unendlichen Tiefen der Wälder unterwegs war, hatten sie eine notdürftige Holzfällerhütte, deren Dach zumeist aus großen Rindenstücken bestand. Die Betten waren einfache Holzgestelle, die mit Zapfen und Blättern ausgelegt wurden, darüber kamen zur „Polsterung" Fichtenäste.

Mit der Zeit bekam der Mann Lungenprobleme, welche sich schleichend verschlechterten. Irgendwann musste er während der Arbeit Pausen einlegen und bekam hörbar schwer Luft. „Es war ja nicht so, dass wir in dieser Situation zum Arzt gehen konnten. Wir befanden uns in einem unwegsamen Gelände und viel zu weit vom Dorf entfernt. Wir mussten uns selbst helfen." Ein älterer, erfahrener Kollege meinte, er solle Tannenharz kauen und er würde ihm eine Tannenasche zubereiten.

Hierzu verbrannten sie grüne Tannennadeln und reinigten die Asche von deren groben Stücken. Während der Arbeit und vor dem Schlafen kaute der Lungenkranke von nun an Tannenharz und die Tannenasche rührte er unter sein Essen. „Es brauchte zwar einige Zeit, bis ich gesund wurde, doch ich fühlte mich Tag für Tag besser." In den kalten Arbeitsmonaten kaute der Mann von nun an stets Tannenharz und mischte sich ein wenig von der Tannenasche unter sein Essen.

FICHTENRINDENBRUSTBALSAM

~ bei Husten, Bronchitis und Erkältungen ~

DAS BRAUCHST DU DAZU

2 EL Fichtenrinde,

3 EL Fichtenharz,

2 EL Fichtennadeln,

250 g Öl (Olivenöl, Sonnenblumenöl)

18–20g Bienenwachs

SO WIRD ES GEMACHT

Alle Pflanzenteile mit dem Öl übergießen und 4 Wochen rasten lassen. (Sollte sich das Harz bis dahin noch nicht aufgelöst haben, dann die Pflanzenölmischung am Herd erwärmen, bis sich das Harz verflüssigt hat.) Die Pflanzenölmischung durch ein feines Sieb gießen und mit dem Bienenwachs am Herd erwärmen, bis das Bienenwachs zergangen ist. Rasch in Tiegel füllen.

ANWENDUNG

Dieser wundervoll nach Wald duftende Brustbalsam bei Husten oder Erkältungen in Lungenhöhe in den Körper einmassieren, bei Halsproblemen oder Heiserkeit auf den Hals massieren und warm zugedeckt für 20 Minuten hinlegen. Am besten man trägt diesen Balsam vor dem Zu-Bett-gehen auf die Haut auf.

TANNENRINDENTINKTUR

~ bei Reizhusten ~

DAS BRAUCHST DU DAZU

4 Stk. zeigefingerlange Tannenbaumrinde,
¼ l Alkohol 40 % (Obstbrand, Wodka),
¼ l Wasser

SO WIRD ES GEMACHT

Die Tannenrindenstücke zur heiligen Barbara am 4. Dezember ernten, in kleine Stücke schneiden, mit dem Alkohol und dem Wasser übergießen und für 2 Wochen dunkel rasten lassen, gelegentlich schütteln.

ANWENDUNG

Diese Tannenrindentinktur beruhigt bei Reizhusten das Hustenzentrum und wirkt schmerzlindernd. Hierzu mehrmals täglich, je nach Bedarf 10–15 Tropfen, auf einem Würfelzucker oder auf einem Teelöffel Honig einnehmen. Die letzte Einnahme erfolgt vor dem Schlafengehen.

WACHOLDERRINDENBAD

~ schweißtreibendes Bad ~

DAS BRAUCHST DU DAZU

5 zeigefingerlange Stücke Wacholderrinde (Ast-Rinde oder Wurzel-Rinde),
1 l Wasser

SO WIRD ES GEMACHT

Die Wacholderrinde in grobe Stücke teilen und mit dem Wasser am Herd zum Kochen bringen, 15 Minuten bei mittlerer Hitze ziehen lassen – der Topf soll nicht abgedeckt sein. Danach vom Herd nehmen und weitere 15 Minuten ziehen lassen, durch ein Sieb seihen und dieses Rindenwasser dem Badewasser zugeben.

ANWENDUNG

Das Wacholderrindenbad nun dem Badewasser, welches so warm wie verträglich sein sollte, hineingegeben. Für ein Schwitzbad nach 15–20 Minuten wieder aus dem Badewasser steigen.

Vorsicht ist dabei für Menschen mit Herz-Kreislaufproblemen geboten.

KIEFERRINDENTEE

~ zur Lungen- und Herzstärkung ~

DAS BRAUCHST DU DAZU

2 EL Kieferrinde (Ast-Rinde),

½ l Wasser,

1 EL Honig

SO WIRD ES GEMACHT

Das Wasser am Herd aufkochen, die in grobe Stücke geschnittene Kieferrinde hinzugeben und 10 Minuten köcheln lassen, vom Herd nehmen, durch ein Sieb filtern und den Honig zugeben.

ANWENDUNG

Zur Stärkung von Lunge und Herz hiervon 3 Mal am Tag eine kleine Tasse trinken.

RINDENAPOTHEKE FÜR DIE LYMPHE

Spruch:

„Weidenrinde gibt die stärkste Kraft zu Maria Lichtmess Vollmond, wenn hochsteigt der Saft."

„DIE ERLENFRAU NIMMT DEN WASSERSTAU"

Verletzungen, welche man in jungen Jahren erleidet, so sie auch gut verheilen, bringen oftmals Beschwerden im späteren Alter mit sich. Als junges Mädchen erlitt die heute etwa 90-jährige, hagere, zurückgezogen lebende Frau beim Ernteeinsatz einen offenen Bruch des Unterschenkels.

Es wurde ein Arzt zu Hilfe gerufen, sie wurde im nahegelegenen Krankenhaus behandelt, der Bruch verheilte auch sehr gut. Sie führte jahrelang ein beschwerdefreies Leben. Mit zunehmendem Alter jedoch begann der Fuß von der einstigen Bruchstelle abwärts immer öfter anzuschwellen. Zuerst eher in der heißen Jahreszeit und dies abends.

So schleichend schwoll der Fuß über die Jahre hinweg immer öfter mal an und begann schließlich beim Gehen zu schmerzen. Nachdem nichts so recht auf Dauer helfen wollte und bei den Untersuchungen und Therapien gesagt wurde, dies seien Nachwirkungen der Verletzung, damit müsse sie leben, beschloss sie einen Knochenrichter aufzusuchen.

Dieser wohnte sehr abgelegen, die Frau erinnert sich, dass sie neben einem langgezogenen See einem engen Pfad folgte, bis der See schmaler wurde. Im Wasserstanden gespenstisch jede Menge Bäume, das Wasser war mit grünen Algen und dem ersten abgefallenen Laub übersät und ein schmaler, glitschiger Holzsteg führte ganz knapp über der Wasseroberfläche zum anderen Ufer.

Dort war die Holzhütte des Knochenrichters. Dieser sehr ordentlich und umgänglich wirkende, bärtige Mann begutachtete ihren Fuß und meinte mit einem Kopfnicken: „Die Erlenfrau nimmt den Wasserstau, doch eines sei gewiss, auf den Dank nicht vergiss." Er stieg in sein kleines Boot und fuhr durch das algenreiche Wasser, um ein paar Erlenrinden zu holen, während er wie im Mantra murmelte „Liebe Frau Erle, hilf dieser Frau, das Wasser in ihrem Bein, will nicht gut sein, gib mir von deiner Rinde und hilf ihr geschwinde."

Als er zurückkam, gab er ihr einen Bund Erlenäste, riet ihr zu einem Erlenrindentrunk und zusätzlichen Umschlägen mit Erlenrinde. Sobald sich jedoch Besserung einstellen würde, solle sie zu den Erlenbäumen kommen und sich bei ihnen bedanken. Es würden die Menschen stets zu ihm um Hilfe kommen, geht es ihnen dann besser, vergessen sie leider oft sich bei der Natur dafür zu bedanken.

Die Frau tat, wie der Knochenrichter ihr geraten hatte, und es ging ihr tatsächlich bald besser. Viele Jahre später bekam sie wieder Probleme und suchte den Knochenrichter erneut auf. Dieser sah ihr tief in die Augen und meinte: „Als es Ihnen besser ging, sind Sie nicht gekommen, um sich bei Frau Erle zu bedanken, deshalb hat sie auch aufgehört Ihnen zu helfen."

WEIDENRINDENBAD

~ bei Lymphstauungen ~

DAS BRAUCHST DU DAZU

8–10 daumenlange
Stücke Weidenrinde,
½ l Wasser

SO WIRD ES GEMACHT

Die frischen oder getrockneten Weidenrindenstücke im Wasser für 20 Minuten kochen, danach abseihen.

ANWENDUNG

Bei Lymphstauungen das Weidenrindenwasser auf Handtemperatur abkühlen lassen und die betroffenen Körperstellen für 20 Minuten darin baden. Die herausgenommenen, ausgekochten Weidenrindenstücke können auf die betroffenen Körperstellen gelegt, mit einem Verband befestigt und über Nacht einwirken gelassen werden.

ERLENRINDE

~ Tonikum für die Lymphe ~

DAS BRAUCHST DU DAZU

1El Erlenrinde,

1/2 l Wasser

SO WIRD ES GEMACHT

Hierzu kann frische oder getrocknete Erlenrinde verwendet werden. Die Erlenrinde zerkleinern und mit dem heißen Wasser übergießen, 15 Minuten ziehen lassen und abseihen.

ANWENDUNG

Zur Unterstützung der Lymphe von diesem Tee 2 Tassen am Tag verteilt schluckweise trinken. Wegen der entwässernden Wirkung, die manchmal als „spontan" empfunden wird, ist es zu empfehlen den Tee nicht unmittelbar vor dem Zu-Bettgehen zu trinken.

RINDENAPOTHEKE FÜR DIE MUSKELN, BEINE, FÜSSE

Spruch:

„Riechen deine Füße übel, gib Nussbaumrindenwasser (Walnuss) in einen Kübel, weiche sie darin gut ein, schnell wird das Übel vorüber sein."

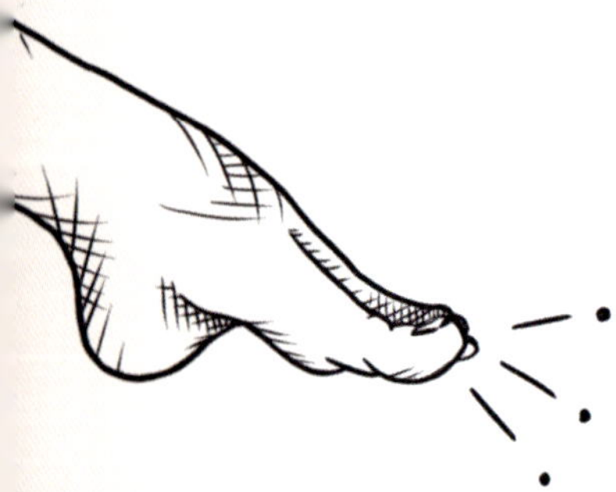

DIE EITRIGEN FUSSSOHLEN NACH DER GETREIDEERNTE

„Die Insekten können den Walnussbaum wegen seiner Ausdünstungen nicht leiden. Wir haben vor unser Schlafzimmerfenster im Hof einen Walnussbaum.
Dieser hält den Hof schattig und im Sommer kühl und frei von Insekten wie Stechmücken." Liebevoll streicht die im Rollstuhl sitzende Frau mit dem hellbraunen Sommerhut dabei mit ihrer Hand über den Stamm des Walnussbaumes.

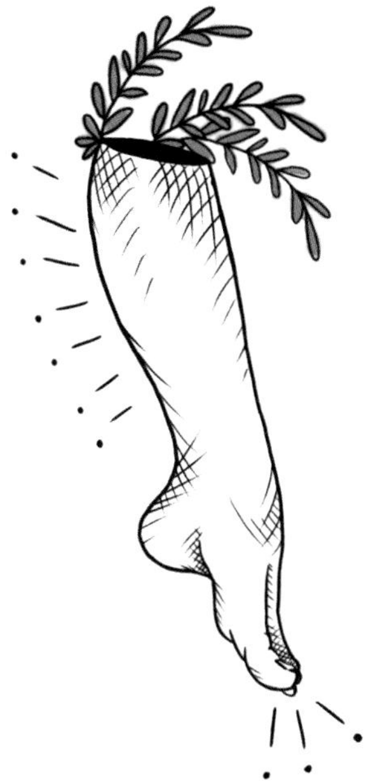

Als Kind hatte sie Sonntagsschuhe, die anderen Tage ist sie ohne Schuhe gegangen. Die Sonntagsschuhe mussten auch für ihre kleineren 5 Geschwister reichen, die Familie konnte sich keine Alltagsschuhe leisten. Zur „Abhärtung“ der Füße bereitete die Mutter den Kinder Fußbäder aus Walnussbaumrinden, welche sie in Wasser auskochte.

Im Sommer, wenn die Getreideernte war, blieben am Feld von den Getreidehalmen nach dem Schnitt noch kleine knorrige Stücke in der Erde. Lief sie als Kind beim Spielen mit den anderen Kindern ohne Schuhe über das Feld, waren manche Getreidestielreste so hart, dass sie die Haut ihrer Fußsohle durchstachen. Dies tat fürchterlich weh und wurde häufig auch entzündet und eitrig. In diesen Fällen bereitete die Mutter aus Birkenrinde, ein wenig Eichenrinde und Weidenrinde einen Absud – kochte dies in Wasser auf, ließ das Rindenwasser abkühlen und goss es in eine Schüssel, damit das schmerzerfüllte Kind die Füße darin baden konnte.
Das Rindenwasser linderte die Entzündung und die Schmerzen. Haben ihre Kinder und Enkelkinder kleinere Verletzungen an den Füßen, behandelt sie diese auch mit jenem Rindenwasser.

WALNUSSRINDENESSIG

~ bei Schweißfüßen ~

DAS BRAUCHST DU DAZU

2 EL Walnussrinde,

100 ml Wasser,

100 ml Weinessig

SO WIRD ES GEMACHT

Das Wasser und den Weinessig in einen Kochtopf geben, die Rinde des Walnussbaumes in grobe Stücke schneiden und ebenfalls zugeben. Am Herd aufkochen lassen und für weiter 10–15 Minuten köcheln lassen, danach durch ein Sieb gießen.

ANWENDUNG

Bei Schweißfüßen entweder ein Tuch mit Rindenessigwasser tränken und damit die Füße umwickeln oder ein Fußbad in dem Rindenwasser nehmen.

ZYPRESSENRINDENBAD

~ bei Fußpilz ~

DAS BRAUCHST DU DAZU

2–3 EL Zypressenrinde,

1 l Wasser

SO WIRD ES GEMACHT

Die frische oder getrocknete Zypressenrinde in dem Wasser am Herd aufkochen lassen, bei mittlerer Hitze 20 Minuten köcheln lassen, danach abseihen.

ANWENDUNG

Bei Bedarf ein Fußbad in dem Rindenwasser nehmen.

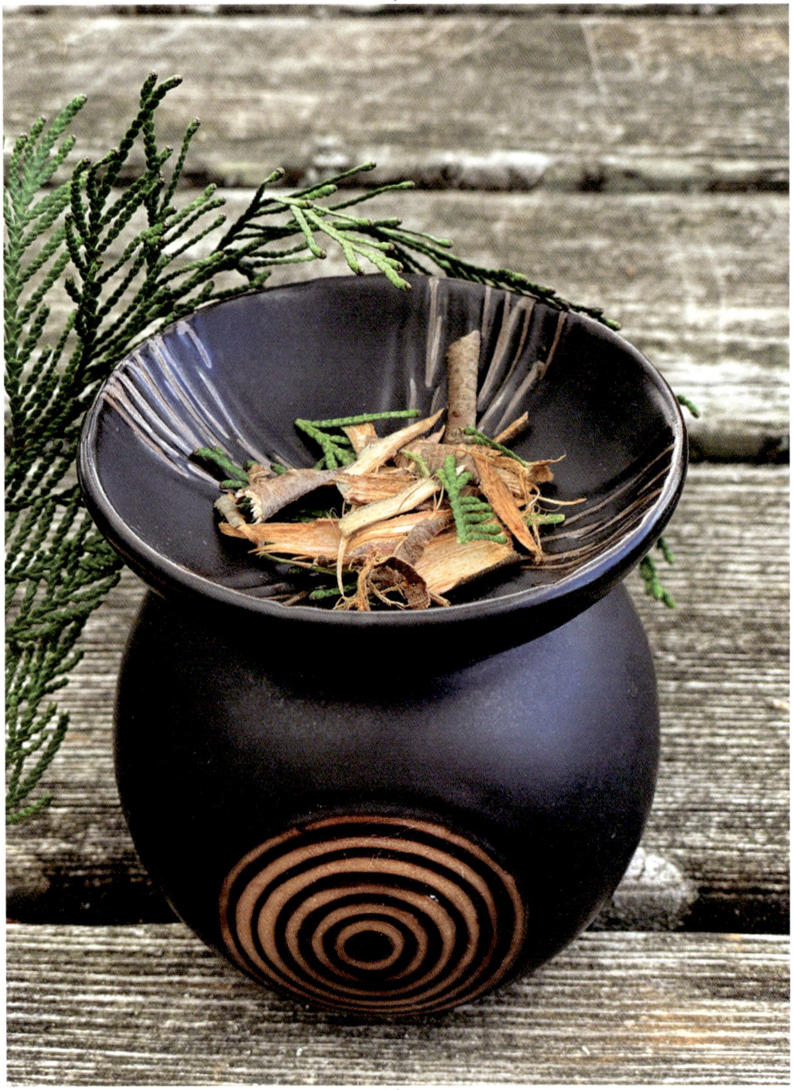

ZYPRESSENEINREIBUNG

~ Muskelverspannung, Muskelschwäche, müde Beine ~

DAS BRAUCHST DU DAZU

1 Handvoll Zypressenrindenstücke,
1 daumenlangen Zypressenzweig mit Blättern,
1 l hochprozentiger Obstbrand

SO WIRD ES GEMACHT

Die Zypressenblätter etwas mit dem Mörser quetschen und die Rinde in ca. 1 cm große Stücke zerkleinern. Danach die Pflanzenteile in ein Glas mit breiter Öffnung geben und den Alkohol darübergießen.

Das Glas verschließen und bei Zimmertemperatur für 4–6 Wochen reifen lassen. Danach abseihen und in kleine Flaschen füllen.

ANWENDUNG

Bei Muskelschwäche, Muskelverspannungen, müden Beinen die Einreibung auf die betroffenen Körperstellen geben und massieren, bis sie in die Haut eingezogen ist.

RINDENAPOTHEKE FÜR RÜCKEN UND WIRBELSÄULE

Spruch:

„Tut die Rückenkraft entschwinden, hol zum Lenzensvollmond (Frühlingsbeginn-Vollmond im März) des Eichenbaumes Rinden."

DIE KLUGE WASCHELMACHERIN UND DIE REUMÜTIGEN LAUSBUBEN

Einst zog eine sogenannte „Waschelmacherin" von Dorf zu Dorf und sang vor jedem Haus „Der guten Hausfrauen ganzer Stolz sind der Waschel und das Nudelholz" und bot ihre Waschel zum Tausch gegen Kost und Schlafstätte an. Aus der Waldrebe machte diese bescheidene Frau die „Waschel", indem sie die Waldrebe nach der Kirschenernte pflückte und zu handflächengroßen Kreisen wickelte. Diese Waschl bauchten die Hausfrauen, um die Kochtöpfe und den Boden zu schrubben – der Ausdruck „Waschelnass" erinnert heute noch an diese Zeit. Da sie keine feste Bleibe hatte, versteckte sie die fertigen Waschel im Wald unter einem großen Stein. Fein säuberlich bedeckte sie diese mit Nadelzweigen. Sobald die Waschel, welche sie auf Wanderschaft bei sich trug, zur Neige gingen, holte sie welche aus ihrem Versteck.

Ein paar neugierige Buben des nahegelegenen Dorfes folgten der „Waschelmacherin" eines Tages unauffällig und beobachteten, wie sie aus ihrem Versteck frische Waschel herausholte. Nicht bedenkend, dass diese Waschel das Überleben der Frau sicherten, öffneten sie das Versteck, sobald die Dame außer Sichtweite war, holten die Waschel heraus, füllten sie in ein Tuch und banden dieses auf einen hohen Ast eines Baumes, dessen Astwerk sich über den Stein ausbreitete. Als die Frau einige Tage später wieder zu ihrem Versteck ging, folgten die Buben ihr wieder mit Sicherheitsabstand und beobachteten, wie die arme Frau verzweifelt ihre Waschel suchte. Niedergeschlagen, zu Tode betrübt setzte sie sich auf den Stein und blickte in den Himmel, als sie das Tuch auf dem Ast über sich hängen sah. Hoffnungsvoll, darin ihre Waschel zu finden, kletterte sie mühevollst auf den Stein, um das Tuch auf dem Ast zu erreichen.

Ihre Körpergröße war jetzt nicht überragend groß, doch mit Geschick bog sie den Ast so weit, bis sich der Knopf, mit welchen das Tuch festgebunden war, lösen ließ. Voller Freude erblickte sie darin ihre wertvolle Arbeit – ihre Waschel. In ihrem freudigen Übermut wurde sie beim Herunterklettern vom Stein unvorsichtig. Ihre Füße wollten nicht so recht mit ihrem Temperament schritthalten, sie verlor den Halt und stürzte auf den Waldboden. Wie ein Maikäfer lag sie am moosig-steinigen Boden und rief um Hilfe... Die Buben hatten alles beobachtet und überlegten, was sie jetzt tun sollten. Sie beschlossen schließlich aus schlechtem Gewissen ihr doch zu Hilfe zu kommen. Sie klagte über starke Schmerzen, konnte nicht aufstehen. Einer der Buben lief ins Dorf, holte seinen Vater und Großvater, welche die arme Frau in deren Haus brachten. Sie hatte sich nichts gebrochen, jedoch starke Rückenschmerzen.

Die Großmutter des Hauses bereitete einen Wickel aus zerstoßener Pappelrinde und Beinwell und legte diesen der Frau mehrmals täglich auf dem Rücken auf, zwischendurch rieb sie den schmerzenden Rücken mit Arnikatinktur ein. Eigentlich wären die Schmerzen durch die gute Pflege nach ein paar Tagen bereits wieder in Ordnung gewesen. Die Waschelmacherin war eine kluge Frau, sie dachte sich, diese Familie habe ein schlechtes Gewissen wegen dem Streich der Buben und pflegten sie deshalb besonders gut!

Sie hatte ein warmes Bett und im Gegensatz zu ihrem Alltag auch gutes Essen, also jammerte sie noch länger wegen ihrer Schmerzen, damit sie diese Pflege noch genießen konnte.

EICHENRINDEN/JOHANNISKRAUTSALBE

~ zur Entspannung der Rückenmuskulatur ~

DAS BRAUCHST DU DAZU

1 EL Eichenrinde,
2 EL Blüten des Johanniskrauts,
100 ml kalt gepresstes Öl
(Sonnenblumenöl, Olivenöl),
6 g Bienenwachs

SO WIRD ES GEMACHT

Zur Sommersonnenwende, sobald das Johanniskraut blüht, in den frühen Morgenstunden einen kleinen Eichenast ernten und zur Mittagssonne die Blüten des Johanniskrautes. Von dem Eichenast die Rinde vom Holz lösen, grob zerkleinern und mit den Johanniskrautblüten in ein verschließbares Glas geben, mit dem Öl übergießen und mindestens 28 Tage, einen Mondzyklus, am Fensterbrett rasten lassen.
Danach durch ein Sieb seihen, das Öl mit dem Bienenwachs bei mittlerer Temperatur auf den Herd stellen und sobald sich das Bienenwachs aufgelöst hat, in Tiegel füllen.

ANWENDUNG

Bei Rückenüberlastung den ganzen Rücken 2–3 Mal täglich mit dieser Salbe einmassieren.

PAPPELRINDENWICKEL

~ bei schmerzendem Rücken oder Bewegungssteifigkeit ~

DAS BRAUCHST DU DAZU

200 g Pappelrinde,
Teefilter oder Leinentuch

SO WIRD ES GEMACHT

Die frische Pappelrinde im Wasser kochen lassen, herausnehmen und möglichst warm in einen Teefilter oder ein Leinentuch geben.

ANWENDUNG

Diesen Pappelrindenwickel auf den Rücken legen und ein Tuch darübergeben. So lange liegen lassen, bis die Rinde ausgekühlt ist, bei Bedarf wiederholen.

RINDENAPOTHEKE ZUM SCHLAFEN

Spruch:

„Der Rosenrinde erweise die höchste Ehre, gesegneten Schlaf sie dir gewähre."

DIE RINDE GEGEN SCHLAFLOSE NÄCHTE

„Jeden Tag um Schlag 3 Uhr in der Früh war mein Mann munter und verhielt sich dabei so unruhig, dass er mich auch aufweckte", erzählte eine Frau. „Damals war dies fast unerträglich für mich, heute wünschte ich mir, wenn er nur noch bei mir wäre, würde mich sein Aufwachen nicht stören." Die beiden waren ein Herz und eine Seele, führten eine liebevolle Beziehung bis zu seinem Herzinfarkt, welcher ihn kurz nach der Pensionierung ereilte.

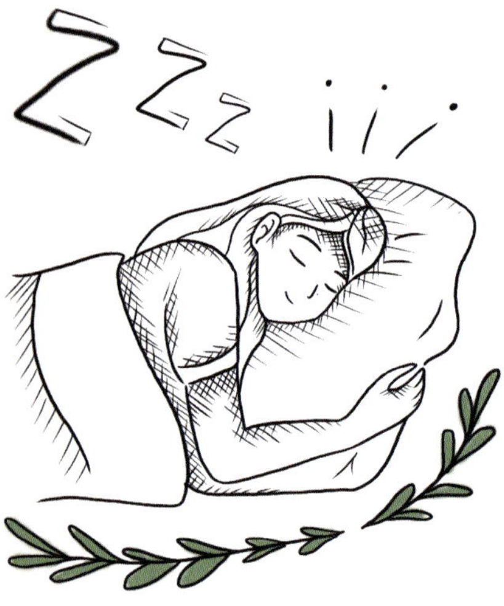

Das erste Kind war ein ruhiges, braves Baby gewesen, dass nur zum Trinken munter wurde. Als jedoch das zweite Kind das Licht der Welt erblickte, gingen die schlaflosen Nächte los. Irgendwie schlief dieses Kind sehr viel am Tag und in der Nacht war es quietschvergnügt und wollte Unterhaltung haben.

Erhielt es die Unterhaltung nicht, drückte es sein Verlangen durch lautes, gekränkt wirkendes Weinen aus, welches wiederum das erstgeborgene Kind aus dem Schlaf weckte. Die Frau versuchte beide Kinder im Kinderzimmer zu beruhigen, um danach völlig erschöpft ins eigene Bett zu fallen. Dann jedoch näherte sich der Uhrzeiger der 3-Uhr-Stunde, zu welcher ihr Mann täglich munter wurde …" Diese Abfolge erschöpft die liebevollste Frau und bringt sie an ihre Belastungsgrenzen. Eine gute Freundin riet ihr, dem Kind zwischen Matratze und Betttuch Labkraut zu legen und dem Manne eine Teemischung aus Labkraut und Rosenrinde beim Nachtmahl unter das Essen zu mischen.

In Erwartung einer raschen Lösung ihres Problems tat die Frau, wie ihre Freundin ihr empfohlen hatte. Nach 2 Wochen begannen ihr Mann durchzuschlafen und nach 3 Wochen schlief auch das kleine Kind besser. So wurden die Nächte wieder friedlicher.

HUNDSROSENRINDENTEE

~ bei Ein- und Durchschlafproblemen ~

DAS BRAUCHST DU DAZU

2 EL Hundsrosenrinde,

½ l Wasser

SO WIRD ES GEMACHT

Die frisch geerntete Rinde der Hundsrose mit heißem Wasser übergießen und zugedeckt für 10–15 Minuten ziehen lassen, danach abseihen.

ANWENDUNG

Bei Einschlafproblemen hiervon nachmittags und abends vor dem Schlafengehen jeweils eine Tasse warm und wenn gewünscht mit etwas Honig gesüßt trinken.

ZYPRESSENRINDENBAD

~ entspannend ~

DAS BRAUCHST DU DAZU

2–3 EL Zypressenrinde

1 l Wasser

SO WIRD ES GEMACHT

Die frische oder getrocknete Zypressenrinde mit dem Wasser am Herd aufkochen lassen, bei mittlerer Hitze 20 Minuten köcheln lassen, danach abseihen.

ANWENDUNG

Dieses Zypressenrindenwasser dem Badewasser zugeben und für 15–20 Minuten darin baden. Ist keine Badewanne vorhanden, ein Tuch in das Zypressenrindenwasser eintauchen und dieses für 10–15 Minuten möglichst warm auf die Brust auflegen.

RINDENAPOTHEKE BEI SCHMERZEN

Spruch:

„Der Rosenrinde erweise die höchste Ehre, gesegneten Schlaf sie dir gewähre."

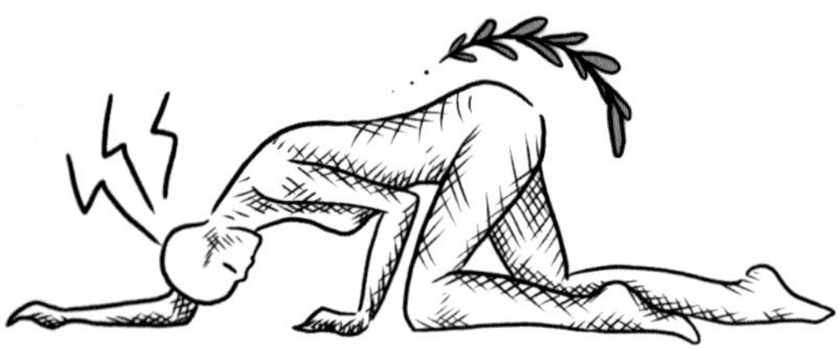

ISCHIASSCHMERZEN DES HOLZFÄLLERS

Eine Ungezähmtheit, etwas Wildes, Urtümliches, Faszinierendes ging von jenem Holzfäller aus, der aus seinem Leben erzählte. Eigentlich war er ein kräftiger Naturbursche, doch unter dem Bann von Schmerzen werden selbst solche harten Kerle sehr handsam. Sein jahrzehntelanges Leben im Freien, bei jeder Temperatur und Nässe, hatte seinen Körper gezeichnet.

Ihn plagten reißende, manchmal stechende Rückenschmerzen, welche über seinen Allerwertesten und die Rückseite des Oberschenkels bis in das Kniegelenk ausstrahlten. Zeitweise hatte er ein Gefühl von Taubheit in seinem rechten Fuß. Seine Holzfällerkollegen, welche sich immer gut aus der Natur zu versorgen wussten, waren mittlerweile ratlos.

Eines Tages traf der Holzfäller eine Hebamme und fragte sie um Hilfe. Diese meinte, er solle Weidenrinde und Rinde der Schwarzen Johannisbeere in Wasser aufkochen und diese äußerlich am unteren Drittel des Rückens bis zum Allerwertesten möglichst warm auflegen und 1 Tasse davon täglich abends trinken.

Er tat für 4 Wochen, wie die Hebamme ihn geheißen hatte, und die Schmerzen gingen wirklich fast ganz weg. Dann wurde der Holzfäller jedoch leichtsinnig, nahm die Rinden nicht mehr und wollte wieder voll arbeiten, so kehrten die Schmerzen rasch wieder zurück. Da bereitete er sich erneut die Rindenmischung zu und tat, wie die Hebamme ihm geraten hatte.

WEIDENRINDENTEE

~ bei chronischen Schmerzen, Ischiasschmerzen ~

DAS BRAUCHST DU DAZU

2 TL Weidenrinde (Asts-Rinde),

½ l Wasser

SO WIRD ES GEMACHT

Die frische oder getrocknete Weidenrinde in grobe Stücke zerteilen, das zimmertemperaturwarme Wasser darübergießen und 20 Minuten rasten lassen. Danach am Herd ein Mal aufkochen lassen und im Anschluss abseihen.

ANWENDUNG

Diesen Tee über den Tag verteilt schluckweise trinken. Als Kur trinkt man diesen Tee 3–4 Wochen. Die Wirkung setzt langsam ein.

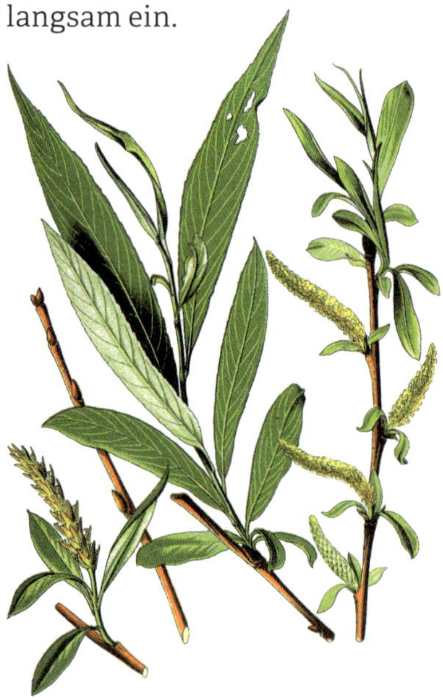

Salix alba, Thomé

LINDENRINDENSALBE

~ bei Migräne ~

DAS BRAUCHST DU DAZU

1 EL Lindenrinde (Ast-Rinde, Wurzel-Rinde),
10 g Salbei, 10 g Majoran,
10 g Fenchel, 150 g Sheabutter ,
150 g Öl (Weizenkeimöl,
Sonnenblumenöl, Olivenöl)

SO WIRD ES GEMACHT

Die Lindenrinde in grobe Stücker zerteilen, gemeinsam mit den Kräutern in ein verschließbares Glas geben und an einem zimmerwarmen Platz für mindestens 28 Tage rasten lassen, danach abseihen.

Die Sheabutter – das gelblich-weiße Fett der Frucht des Karitébaums, ein Buttterersatz, welcher in Reformläden oder Apotheken erhältlich ist – in eine Rührschüssel geben, das Rinden/Kräuteröl hinzugeben und mit dem Handmixer wie Schlagobers aufschlagen. Sobald die Konsistenz schlagobersartig ist, ist die Salbe fertig und kann in Tiegel gefüllt werden.

ANWENDUNG

Mit dieser Salbe bei Migräne die Stirn, die Schläfen sowie den Nacken massieren. Diese Salbe braucht nur bei Temperaturen über 20 Grad in den Kühlschrank.

ZYPRESSENRINDENCOGNAKSALBE

~ bei Muskel- oder Gliederschmerzen ~

DAS BRAUCHST DU DAZU

1 EL Zypressenrinde,
1/8 l Cognak,
100 ml Olivenöl,
ca. 7–10 g Bienenwachs

SO WIRD ES GEMACHT

Die frische oder getrocknete Zypressenrinde mit dem kochenden Cognak übergießen und über Nacht stehen lassen, am nächsten Tag abseihen. Am Herd einen Topf mit Wasser erwärmen.

Das Öl in eine Schüssel geben und diese in das warme Wasser am Herd stellen, den Zypressencognak kräftig einrühren, bis eine einheitliche Masse entsteht, das Bienenwachs hinzugeben, weiterrühren, bis es aufgelöst ist, danach in Tiegel füllen.

ANWENDUNG

Bei Muskel- oder Gliederschmerzen die Salbe auf die betroffenen Körperstellen geben.

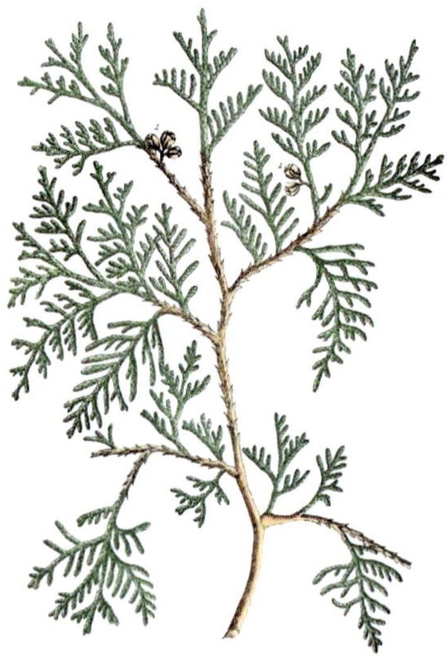

Abb.: Curious herbal, [illegible]

JOHANNISBEERRINDENMILCH

~ bei Schmerzen bei Erkältungskrankheiten/Entzündungen ~

DAS BRAUCHST DU DAZU

2 EL Rinde der Schwarzen Johannisbeere,
2 EL geriebene Krenwurzel
(Meerrettichwurzel),
¼ l Milch

SO WIRD ES GEMACHT

Die Rinde der Schwarzen Johannisbeere kann frisch oder getrocknet sein.

Die Milch am Herd mit den Rindenstücken der Schwarzen Johannisbeere aufkochen lassen, vom Herd nehmen und über die geriebenen Krenwurzeln gießen und gut umrühren. 3–4 Minuten ziehen lassen, abseihen.

ANWENDUNG

Bei Schmerzen, welche durch Entzündungen auftreten, von der Johannisbeerrindenmilch pro Tag eine Kaffeetasse voll trinken.

MAULBEERBAUMWURZELRINDENESSIG

~ bei Zahnschmerzen, Zahnfleischschmerzen ~

DAS BRAUCHST DU DAZU

3 EL Maulbeerbaumwurzelrinde,
Essig

SO WIRD ES GEMACHT

Die getrockneten Wurzelrindenstücke in ein verschließbares Glas geben, mit dem Essig übergießen und für 4–6 Wochen dunkel rasten lassen. Danach durch ein Tuch oder feines Sieb filtern und in eine dunkle Flasche füllen.

ANWENDUNG

Bei Zahnschmerzen diesen Rindenessig entweder direkt auf den schmerzenden Zahn träufeln oder bei Zahnfleischproblemen 15 Tropfen davon in ¼ l handwarmes Wasser geben und damit den Mund mehrmals spülen.

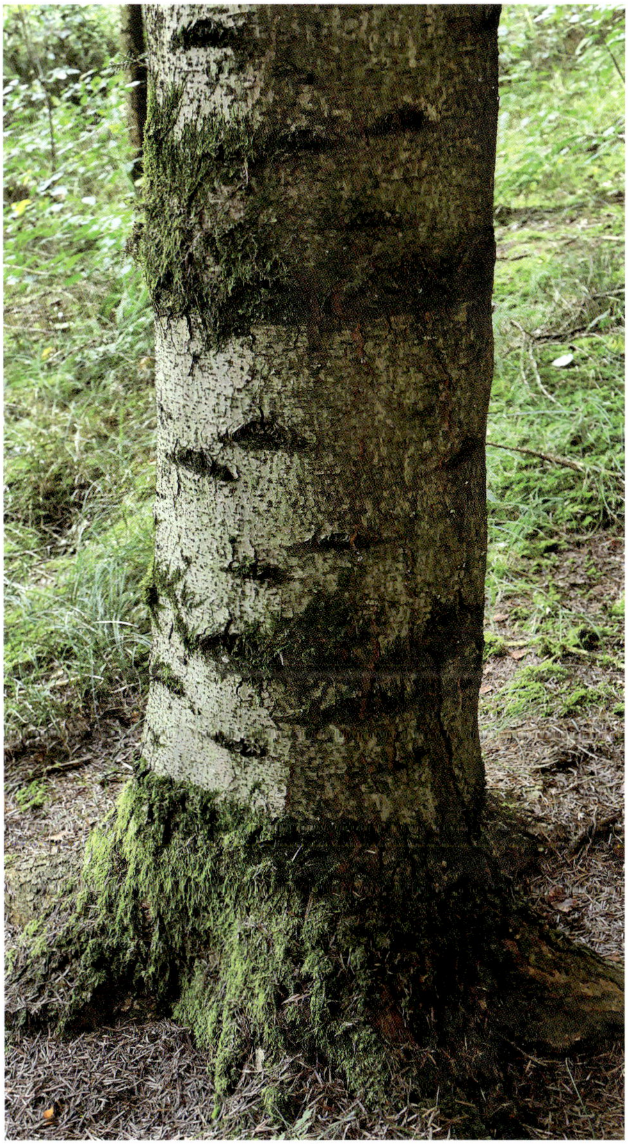

RINDENAPOTHEKE BEI SCHÜTTELFROST

Spruch:

„Tut es dich vor Kälte reißen, des Seidenraupenbaumes Rinde wird dir Besserung verheißen."

DIE RINDE FÜR DAS UNGEHORSAME KIND

Als Volksschulkind ist die rüstige, redselige Dame an „Ziegenpeter", heute nennen wir es Mumps, erkrankt. Dabei schwollen ihr der Kiefer und die Lymphknoten stark an und es schmerzten ihre Ohren. Als der Arzt eintraf, verband er ihr Gesicht und meinte, sie solle unbedingt liegen bleiben.

Es war Hochsommer, die Mutter musste am Nachmittag bei der Feldarbeit helfen. Ehe sie ging, meinte sie noch zu dem kranken Kind, es solle ja schön brav im Bett liegen bleiben. Doch für das Mädchen kam die Krankheit äußerst ungelegen, hatte sie doch mit ihrer besten Freundin ausgemacht, dass sie für den bevorstehenden Geburtstag der Mutter ein Geschenk basteln würden. Kaum war die Mutter aus dem Haus und bereits weit genug entfernt, stieg das Mädchen aus dem Bett und ging mitsamt dem eingebundenen Gesicht zur Freundin.

Ehe die Mutter von der Feldarbeit zurückkehrte, war das Mädchen wieder in sein Bettchen gekrochen und schlief bereits, zwar unruhig, jedoch tief und fest. In der Nacht wurde es schließlich von einem heftigen Schüttelfrost geweckt, der nicht und nicht nachlassen wollte. Mit letzter Kraft schleppte es sich zur Mutter ins Schlafzimmer und brach vor ihr zusammen. Diese legte das Kind auf ihr Bett unter dem „schützenden Marienbild“ und ihr Mann machte sich auf den langen Weg in die Stadt, um den Herrn Doktor zu holen. In ihrer Verzweiflung bat die Mutter die Frau Nachbarin um Hilfe. Diese brach rasch von der Linde einige Äste herunter und legte dem Kind die Rinden auf den Kopf und auf den Nacken auf. Auf die Fußsohlen legte sie ebenfalls Rinden und wickelte ein in Essigwasser getränktes Tuch darüber. Kaum war sie damit fertig, schickte sie die Mutter um weitere Äste der Linde, schälte die Rinde herunter. Sobald die Rinde am Körper trocken wurde, tauschte sie diese durch die frische Lindenrinde aus.

Bis der Arzt schließlich eintraf, waren der Schüttelfrost und der Fieberschub vorbei. Der Arzt meinte, dass das Mädchen großes Glück gehabt hatte, da diese Krankheit die Gefahr der Hirnhautentzündung birgt und sich dies durch Schüttelfrost und Fieber ankündigen würde. Diese Zusatzerkrankung sei jedoch meist dann der Fall, wenn der Patient nicht im Bett bleibt. Als das Mädchen wieder ganz gesund war, beichtete sie der Mutter ihren „Ausflug“ und entschuldigte sich für ihren Ungehorsam.

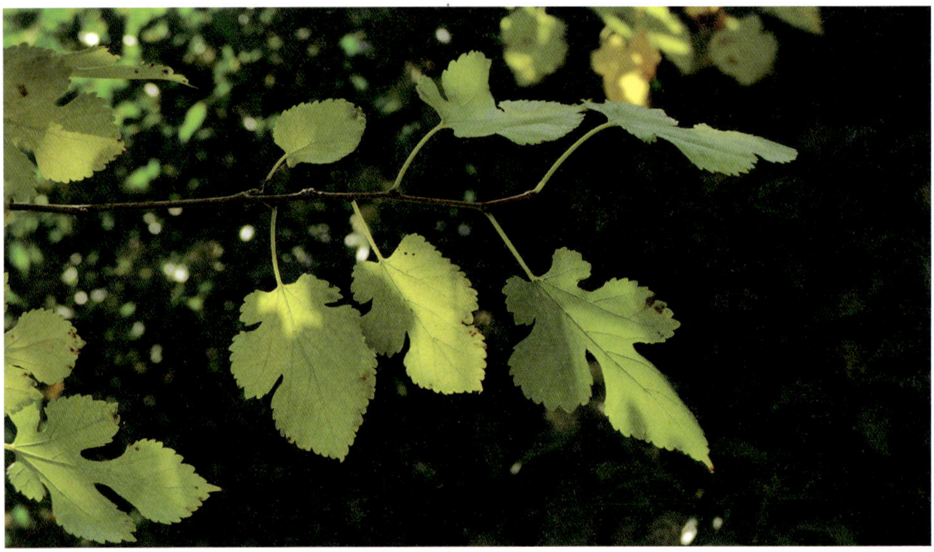

MAULBEERBAUMRINDENHONIG

~ bei Schüttelfrost, Mandelentzündung ~

DAS BRAUCHST DU DAZU

1 EL getrocknete Maulbeerbaumrinde (Ast-Rinde),
1 EL Kirschenstängel,
1 kg Honig,
1/16 l Wasser

SO WIRD ES GEMACHT

Die Maulbeerbaumrinde kann frisch oder getrocknet verwendet werden. Die Rindenstücke und die zerkleinerten Kirschenstängel mit dem kochenden Wasser übergießen und über Nacht abgedeckt stehen lassen.

Am nächsten Tag abseihen. Den Absud am Herd erwärmen, den Honig unterrühren, vom Herd nehmen und in Gläsern abkühlen lassen.

ANWENDUNG

Bei Schüttelfrost, Hals- oder Mandelentzündung diesen Maulbeerbaumrindenhonig teelöffelweise einnehmen.

RINDENAPOTHEKE FÜR SCHWANGERSCHAFT/GEBURT/STILLZEIT

Spruch:

„Der Apfelbaum wächst für uns Frauen, seine Blüte unterstütz die Güte, seine Blätter machen die Haut glatter, seine Früchte gelb oder rot, sind Nahrung in der Wintersnot, ist der Körper vom Kinderkriegen erschlafft, des Apfelbaumes Rinde gibt ihm zurück die Kraft."

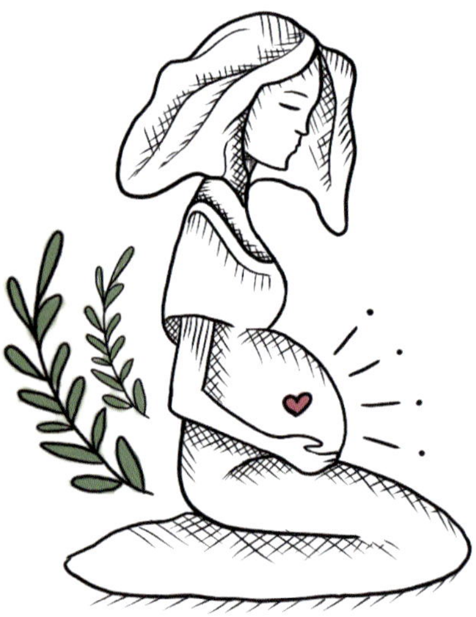

DIE RINDE DER DORFHEBAMME

Weit abseits des Ortes, nahe des Waldes wohnte einst eine Kräuterfrau, die bei anstehenden Geburten als Hebamme geholt wurde. Sie war eine ruhige, in sich gekehrte Person mit einer sehr vertrauenswürdigen Ausstrahlung. Zum Maria-Lichtmess-Vollmond (Vollmond im Februar) ging diese Kräuterfrau in den Wald, an dessen Ende sich viele Birken befanden, und holte sich junge Zweige und Knospen. Sie meinte, dass zum Maria-Lichtmess-Vollmond der

Wasser- und Nährstoffgehalt optimal sei und die Äste und Knospen eher vom Wipfelbereich der Birke genommen werden sollten. Dies war zu einer Zeit, wo das Recht, sich etwas aus dem Wald zu nehmen „verlesidiert" – vom Waldbesitzer vergeben – wurde.

Die Kräuterfrau war stets bedacht, sich mit der Gutsfamilie, welcher der Wald gehörte, gut zu stellen, sie bei Gesundheitsthemen gut zu unterstützen, damit sie ihre Kräuter und Pflanzen das ganze Jahr über im Wald sammeln durfte.

Als die Tochter der Gutsfamilie ein Kind erwartete, wurde die Kräuterfrau hinzugerufen und die Gebärende auf Labkraut gebettet, welches die Körperentspannung unterstützt und dessen lieblicher, honigartiger Duft beruhigend wirkt. Die Geburt war von sehr langer Dauer, die Gebärende schien mit ihren Kräften am Ende angekommen zu sein und die Nachgeburt wollte einfach nicht abgehen. Da verrieb die Kräuterfrau, welche auch als Dorfhebamme agierte, schnell die vorab gesammelten Birkenknospen zu Pulver, schälte von den Birkenzweigen etwas Rinde herunter, brachte beides in Wasser am Herd zum Kochen und gab einen Schuss Apfelessig hinzu. Dies empfahl sie der frischen Mutter noch warm zu trinken.

Es dauerte noch so 2 Stunden, danach löste sich die Nachgeburt gut ab. Hatte eine stillende Frau Entzündungen der Brust, legte die Kräuterfrau zerstoßene Rinde auf die Brust auf.

APFELRINDENBREI

~ für straffe Brüste ~

DAS BRAUCHST DU DAZU

1 Handinnenfläche Apfelbaumrinde (Ast-Rinde),
1–2 EL Wasser

SO WIRD ES GEMACHT

Die Rinde in kleine Stücke schneiden und im Mörser mit dem Wasser zu einer breiartigen Masse quetschen.

ANWENDUNG

Diesen frischen Apfelrindenbrei gibt man direkt auf die Haut der Brüste und legt ein Tuch darüber. Um sie lange straff zu erhalten, beginnt man im mittleren Alter regelmäßig Apfelbaumrindenbreiumschläge zu machen. Der Brei bleibt so lange auf der Brust, bis er trocken ist, dies dauert ca. 20 Minuten.

ERLENRINDENSAFT

~ zum Abstillen ~

DAS BRAUCHST DU DAZU

2–3 ringfingerlange Stücke Erlenrinde

1 EL Wasser

SO WIRD ES GEMACHT

Die Erlenrinde soll frisch geerntet sein. Die Rinde in grobe Stücke schneiden, mit dem Wasser in den Mörser geben und kräftig quetschen, durch ein Sieb drücken und das Wasser in einem Behälter auffangen.

ANWENDUNG

Mit diesem „Erlenrindenquetschwasser“ die Brust mehrmals täglich einreiben.

BERBERITZENRINDENBAD

~ zusammenziehend, gegen Orangenhaut ~

DAS BRAUCHST DU DAZU

2 EL Wurzelrinde oder
Ast-Rinde der Berberitze,
1 l Wasser

SO WIRD ES GEMACHT

Die getrocknete Wurzelrinde gemeinsam mit dem Wasser am Herd aufkochen und bei kleiner Stufe noch etwa 15 Minuten ziehen lassen, danach abseihen.

ANWENDUNG

Die zusammenziehende Wirkung auch auf die Gebärmutter nutzten Frauen einst nach den Schwangerschaften, indem sie einen Astrindenbrei auf den Unterleib auflegten oder sich in ein Sitzbad mit Berberitzenrindentee setzten. Für dieses Sitzbad gibt man den Wurzelrindenauszug dem Badewasser bei und bleibt 15 Minuten darin. Dieses Bad 1–2 Mal wöchentlich wiederholen.

FICHTENRINDENBAD

~ wehenfördernd, unterleibsentspannend ~

DAS BRAUCHST DU DAZU

3 EL Fichtenrinde,

3 EL Fichtennadeln,

1 l Wasser

SO WIRD ES GEMACHT

Fichtenrinde mit den Nadeln und dem Wasser am Herd aufkochen, 10–15 Minuten kochen lassen, danach durch ein Sieb seihen.

ANWENDUNG

Zur Körperentspannung oder zur Förderung der Wehen diesen Fichtenrindenauszug dem warmen Badewasser zugeben.

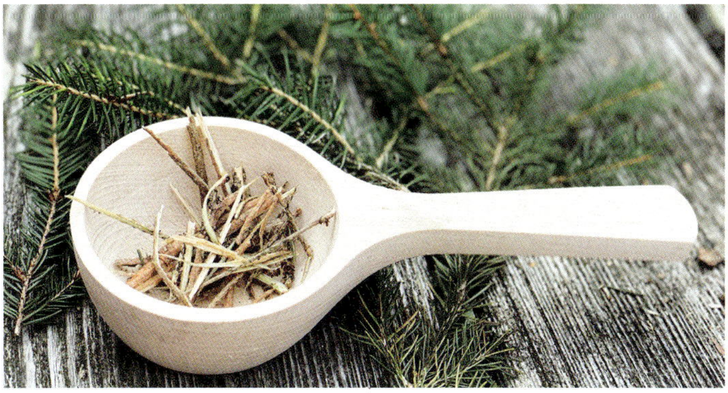

RINDENAPOTHEKE FÜR DEN UNTERLEIB

Spruch:

„Tut des Mannes Lendenkraft entschwinden, gib ihm von Frau Hasel Baumes Rinden."

JEDEM MENSCHEN SEIN MITTELCHEN

In diesem Weindorf lebte eine Frau, welche an oftmaligen äußerst schmerzhaften Unterleibskrämpfen litt. Nachdem ihr bisher nichts helfen konnte, suchte sie eines Tages eine Kräuterfrau auf und bat um ein Mittelchen, welches ihr Besserung verschaffen würde. Aus eigener Erfahrung riet ihr die Frau zu einem Lindenrinden/Eichenrinden/Schafgarbentee. Ein paar Tage später traf die Kräuterfrau jene Dame und fragte sie nach ihrem Wohlbefinden. Erneut klagte die Frau über ihre Schmerzen

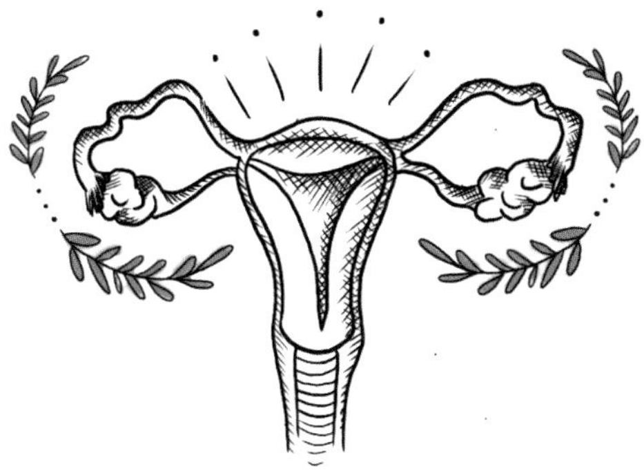

und wie sie und die Familie darunter leiden würden und es auf der ganzen Welt kein Mittel gäbe, welches ihr helfen könnte.

Mitten in ihrem Redeschwall unterbrach die Kräuterfrau sie mit der Frage, wie es ihr mit dem Tee gehen würde. Erstaunt blickt die Frau aus dem Dorf die Kräuterfrau an und meint „Ich trinke doch keine Tees!". Im ersten Moment dachte sich die Kräuterfrau, dass sie ihr so nicht helfen könne.

In der darauffolgenden Nacht erwachte die Kräuterfrau um zwei Uhr in der Früh, düste in ihre Vorratskammer, holte zwei Liter kräftigen Rotwein, brachte diesen am Herd zum Köcheln, fügte einen Esslöffel Lindenrinde, einen Teelöffel Eichenrinde und vier Schafgarbenblüten hinzu und ließ diesen Frauenwein 15 Minuten bei kleiner Flamme weiterkochen. Für eine Woche stellt sie diesen Wein nun zum Rasten dunkel, siebte anschließend ab und erwärmt das Frauengetränk unter Zugabe von zwei Esslöffeln Honig noch einmal am Herd. Sie brachte der Dorffrau eine Flasche hiervon und riet ihr in der Früh und am Abend ein Stamperl von diesem Frauenwein zu trinken.

Nach einem Monat berichtete die Dame der Kräuterfrau über ihre verschwundenen, wie weggeblasenen Unterleibskrämpfe und holte sich Nachschub von jenem Frauenwein.

HASELWURZELRINDENPULVER

~ bei Impotenz ~

DAS BRAUCHST DU DAZU

Wurzelrindenstücke

SO WIRD ES GEMACHT

Am Morgen des 1. Mai, dem Tag der Fruchtbarkeit, geht man zur Hasel und bittet sie höflich um ihre Wurzelkraft. Die Wurzel der Hasel, die Pflanze der Fruchtbarkeit, galt einst als Symbol des männlichen Geschlechtsteils.

Von dieser Wurzel etwas Rinde herunternehmen – die Rinde steht für die Kraft, Stehkraft der Wurzel. Diese Wurzelrinde in grobe Stücke zerkleinern, 1–2 Tage trocknen, danach mit der Küchenmaschine zu Pulver vermahlen und in einem verschließbaren Behälter aufbewahren.

Wer keine Küchenmaschine hat, kann die Wurzelrinde auch in möglichst kleine Stücke schneiden.

ANWENDUNG

Bei Vergesslichkeit täglich ½ Messerspitze Wurzelrindenpulver unter das Essen mischen. Bei Impotenz ½ Messerspitze mit Wasser oder in ¼ l Rotwein einnehmen.

LINDENRINDENMILCH

~ bei Unterleibskrämpfen/Unterleibsschmerzen, menstruationsregulierend ~

DAS BRAUCHST DU DAZU

3 EL Lindenrinde (Ast-Rinde),
¼ l Milch (es kann auch eine Ersatzmilch wie Hafermilch, Mandelmilch, Erbsenmilch verwendet werden)

SO WIRD ES GEMACHT

Die Lindenrinde in Stücke schneiden, trocknen und in der Küchenmaschine zu einer pulvrigen Konsistenz zerkleinern, durch ein Sieb filtern und in Gläser füllen. Die Milch am Herd erwärmen und dazugeben.

ANWENDUNG

Bei Unterleibsschmerzen und -krämpfen davon 1 Messerspitze in der warmen Milch einrühren und möglichst warm trinken. Zur Menstruationsregulierung jeden 3. Tag eine Tasse davon trinken.

PAPPELRINDEN/WEIDENRÖSCHEN-TINKTUR

~ für die Prostata ~

DAS BRAUCHST DU DAZU

2 Stk zeigefingerlange Ast-Rinde der Pappel,
2 TL Weidenröschenblätter und -blüten,
100 ml 70 %igen Alkohol
(Schnaps, Brand, Wodka),
50 ml Wasser

SO WIRD ES GEMACHT

Die Rinde zerkleinern und trocknen lassen. Sobald sie getrocknet ist, mit dem Alkohol übergießen und zugedeckt für 4 Wochen am Fensterbrett stehen lassen, danach durch ein feines Teesieb filtern. Das Wasser am Herd erwärmen, über die Weidenröschenpflanzenteile (frisch oder getrocknet) gießen, 5 Minuten ziehen lassen und abseihen. Sobald es ausgekühlt ist, dem Rindenalkohol zugeben, in eine verschließbare Flasche leeren und gut schütteln.

ANWENDUNG

Von dieser Rindentinktur bei Prostatabeschwerden 10 Tropfen in ¼ l handwarmem Wasser einnehmen.

HASELRINDENAUSZUG

~ für Niere und Blase ~

DAS BRAUCHST DU DAZU

1 TL Haselrinde (Ast-Rinde),

¼ l Wasser

SO WIRD ES GEMACHT

Die frische oder getrocknete Rinde, welche im Februar geerntet wurde, gut zerkleinern, mit kaltem Wasser übergießen und zugedeckt 1–2 Stunden stehen lassen, danach abseihen.

ANWENDUNG

Diesen Haselrindenkaltauszug über den Tag verteilt schluckweise trinken.

HOLUNDERRINDENTEE

~ Blasenleiden, Bettnässen ~

DAS BRAUCHST DU DAZU

2 zeigefingerlange Stücke
Holunder-Wurzel-Rinde,
½ l Wasser

SO WIRD ES GEMACHT

Auch für die Wurzelrinde gilt es, diese von oben nach unten zu schälen. Sie wird mit einer Gemüsebürste von Erdresten gereinigt, über Nacht in Wasser gelegt, danach mit dem Wasser am Herd 15–20 Minuten gekocht und abgeseiht.

ANWENDUNG

Hiervon täglich 1 Teetasse für 4–5 Tage trinken.

EICHENRINDENSITZBAD

~ Gebärmuttersenkung, Pilzerkrankungen ~

DAS BRAUCHST DU DAZU

4 EL Eichenrinde
(Ast-Rinde oder Stamm-Rinde),
1 l Wasser

SO WIRD ES GEMACHT

Hierzu kann getrocknete oder frische Eichenrinde verwendet werden. Das Wasser am Herd zum Kochen bringen, die Eichenrindenstücke hinzugeben und zugedeckt auf kleiner Hitze 15 Minuten am Herd stehen lassen, danach abseihen.

ANWENDUNG

Das Eichenrindenwasser dem Badewasser als Sitzbad zugeben und 5–10 Minuten darin baden. Es unterstützt bei Hämorrhoiden, Analekzemen, Analjucken und ist schmerz- und juckreizstillend.

Diese Eichenrinden-Sitzbäder helfen auch gegen Weißfluss bei Pilzerkrankungen und bei Gebärmuttersenkung. Hierzu 15–20 Minuten darin baden und dies 2–3 Mal wöchentlich wiederholen.

RINDENAPOTHEKE FÜR DIE VERDAUUNGSORGANE

Spruch:
„Rosenrindenessig-Kur tut gut Darm, Haut und Figur."

DER WURZELKLAUBER UND SEIN VERDAUUNGSANSATZ

Als „Wurzelklauber" bezeichnete man Menschen, welche besonders um die Kraft und Verwendung der Wurzeln Bescheid wussten, jedoch ebenso Kräuter oder Rinden verarbeiteten. Sie wurden um Hilfe gebeten, wenn die „normale" Hausapotheke nicht ausreichte. Ein bärtiger, humoriger Mann erinnert sich an folgendes Erlebnis aus seiner Jugend. Er wuchs in einer Zeit auf, als es keinen Kühlschrank gab, die Kühlmöglichkeit der unterste Keller war oder man den kalten Gebirgsbach zum Kühlen benutzt hat. Manche Lebensmittel, die gegessen wurden, waren aus heutiger Sicht so grenzwertig, dass wir sie so nicht mehr essen würden, gerade in den Sommermonaten. So litt sein Vater gerade in der warmen Jahreszeit unter den verschiedensten, teils sehr heftigen Verdauungsproblemen – von Magen/Darmkrämpfen, Erbrechen bis zu Durchfällen, die Symptome wechselten sich ab. Es war, im Nachhinein betrachtet, nicht verwunderlich, dass er aus der Überforderung heraus, welche körperlich anstrengende Arbeit und intensive Gesundheitsprobleme mit sich brachten, sehr mürrisch und leider manchmal auch „schlagkräftig" sein konnte. Eines Tages, als er auf den Berg ging, traf er auf einen sogenannten „Wurzelklauber", welcher gerade für seine Mittelchen Zutaten sammelte. Dieses Sammeln aus der Natur war zwar geduldet, jedoch selten erlaubt. Man musste vor 1975 eigentlich stets den Grundbesitzer um Erlaubnis fragen. Der Vater fragte, was er hier machen würde und ob er überhaupt die Erlaubnis dazu hätte, zumal der Vater den Herrn nicht kannte und jeder Mensch, der nicht aus der Gegend war, galt für die „Einheimischen" sowieso als suspekt. An mürrisch zu sein, stand ihm der bärtige, kleine „Wurzelklauber" um nichts nach, so ergab sich ein unüberhörbar unhöfliches Gespräch.

Der „Wurzelklauber" versuchte Frieden in die Situation zu bringen, holte aus seinem Rucksack eine Flasche mit einer grünlichen Flüssigkeit heraus und gab dem Vater davon zu trinken. Gesunde Wurzel/Kräuter/Rindenansätze sind nicht immer wohlschmeckend, so verzog der Vater beim Trinken das Gesicht, drehte sich um und ging kommentarlos nach Hause. An diesem Tag hatte der Vater bereits in der Früh sehr starke Magen-Darmschmerzen gehabt, doch bis er zu Hause war, waren die Schmerzen wie verflogen. Am Nachmittag suchte er den Gebirgswald erneut nach diesem „Wurzelklauber" ab und fand ihn schlussendlich grabend unter einem Felsvorsprung. Er fragte ihn, was er ihm zu trinken gegeben hätte und ob dies seine Schmerzen gelindert haben könnte. Der „Wurzelklauber" meinte kurz angebunden, sein Trunk hätte schon vielen Menschen geholfen. So entstand zwischen den beiden Männern eine einzigartige Freundschaft. Der „Wurzelklauber" versorgte den Vater mit seinem grünen, herben Magenbitter und der Vater half ihm beim Sammeln der Zutaten. Leider hat dieser „Wurzelklauber" seine vollständige Rezeptur während seiner Lebzeit für sich behalten und schlussendlich mit ins Grab genommen. Der Vater kannte nur wenige Zutaten, welche er ihm sammeln half – wie Wermut, Eichenrinde, Wacholderrinde, Meisterwurz und Enzianwurz.

ROSENRINDENESSIG

~ verdauungsregulierend ~

DAS BRAUCHST DU DAZU

2 EL Rosenrinde,

1 TL Honig,

¼ l Essig

SO WIRD ES GEMACHT

Die Hundsrosenrinde frisch ernten, mit dem Honig in ein Glas geben und dem Essig übergießen.Verschlossen für 14 Tage reifen lassen, danach abseihen.

ANWENDUNG

1 EL dieses Essigs in ¼ l warmes Wasser geben und morgens nüchtern trinken.

BUCHENRINDEN KAUEN

~ bei Durchfall ~

DAS BRAUCHST DU DAZU

Getrocknete Buchenrinde

SO WIRD ES GEMACHT

Die Buchenrinde in 1 cm lange Stücke zerkleinern und zum Trocknen aufle-gen.

ANWENDUNG

Bei Durchfallerkrankungen 2–3 Stück diese getrockneten Rindenstü-cke gut und möglichst lange kauen.

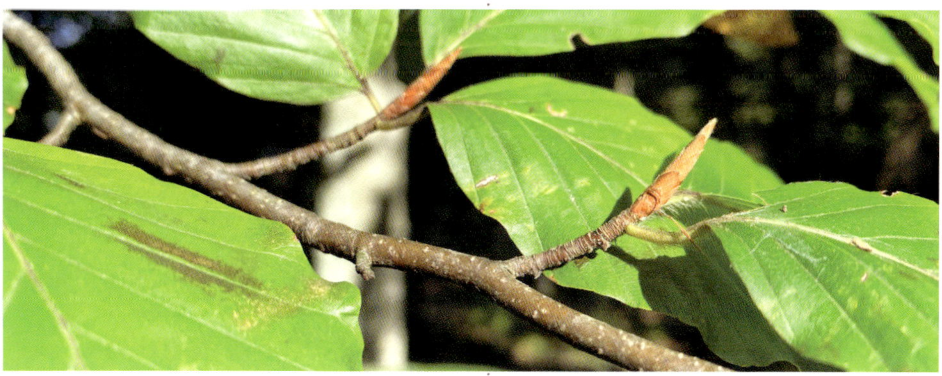

HOLUNDERRINDENTEE

~ bei Verstopfung ~

DAS BRAUCHST DU DAZU

1 TL Ast-Rinde des Holunders,

½ l Wasser

SO WIRD ES GEMACHT

Die Rinde des Holunders von unten nach oben schälen, sie kann für diesen Tee frisch oder getrocknet verwendet werden. Die Rinde über Nacht in kaltes Wasser legen, am nächsten Tag aufkochen und 15 Minuten ohne Deckel ziehen lassen, danach abseihen.

ANWENDUNG

Gegen Verstopfung 1–2 Tassen schluckweise trinken.

BIRKENRINDENAUSZUG

~ zur Unterstützung der Milz, blutreinigend ~

DAS BRAUCHST DU DAZU

1 EL Birkenrinde,

10 Stk. junge Birkenblätter,

½ l Wasser

SO WIRD ES GEMACHT

Die Rinde und die Blätter können frisch oder getrocknet verwendet werden. Rinde mit dem Wasser am Herd erhitzen (ca. 60 Grad, nicht kochen), sobald es warm ist, werden die Blätter zugegeben, der Herd abgeschaltet und der Topf noch für weitere 8–10 Minuten auf der abkühlenden Herdplatte stehen gelassen. Danach durch ein Sieb filtern.

ANWENDUNG

Von dieser blutreinigenden, milzanregenden Teemischung bei Bedarf 1–2 Tassen täglich trinken. Als Kur trinkt man es für 10 Tage.

MAULBEERBAUMWURZEL-RINDENPULVER

~ bei Diabetes, cholesterinsenkend ~

DAS BRAUCHST DU DAZU

1 Handvoll Wurzelrinde der Maulbeerbaumwurzel,
1 Handvoll Blätter des Maulbeerbaumes

SO WIRD ES GEMACHT

Die Maulbeerbaumwurzelrinde im Winter ernten, grob schneiden, etwas trocknen lassen, danach mit der Küchenmaschine zu einer pulvrigen Masse zerkleinern, zum Fertigtrocknen auf ein Butterpapier auflegen und danach in Gläser füllen. Im Frühling, sobald die Blätter sich zeigen, von diesen Blättern eine Handvoll ernten, trocknen lassen und mit der Küchenmaschine zu Pulver zerkleinern. Das Wurzelrindenpulver nun mit dem Blattpulver gut vermischen und in Gläsern aufbewahren.

ANWENDUNG

Bei Neigung zu Diabetes, bei Diabetes oder zum Cholesterinsenken dieses Maulbeerbaumwurzelrinden- und Blattpulver in der tätlichen Küche als Gewürz verwenden. Es sollte eine Messerspitze davon täglich eingenommen werden.

ESCHENRINDENWEIN

~ leber-, galleanregend ~

DAS BRAUCHST DU DAZU

2 EL Eschenrinde

1 TL Korianderblätter

250 ml lieblichen Weißwein

SO WIRD ES GEMACHT

Die frische Eschenrinde in grobe Stücke zerkleinern, gemeinsam mit dem Koriander in den Wein geben und am Herd aufkochen. Den Herd abschalten, den Topf für weitere 5 Minuten am Herd stehen lassen, danach den Inhalt durch ein feines Haarsieb filtern und in eine Flasche füllen.

ANWENDUNG

Zur Anregung von Leber und Galle hiervon täglich 1/8 l trinken.

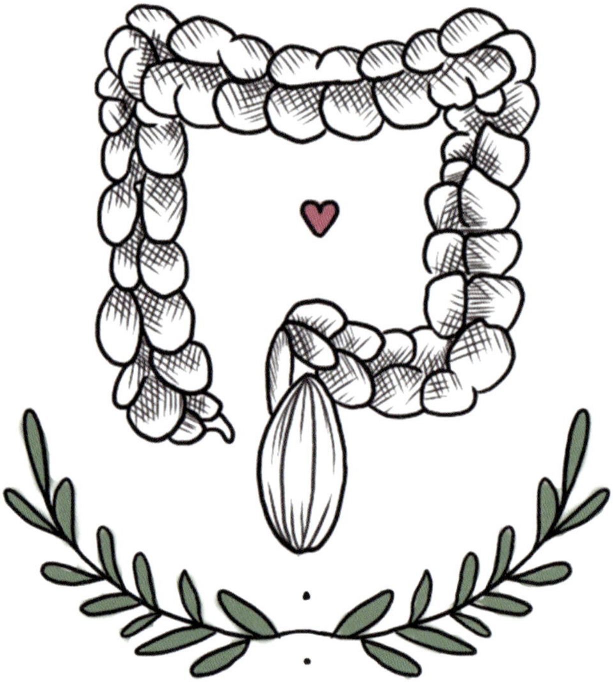

EICHENRINDEN/WERMUTTEE

~ bei Magen/Darmentzündungen oder Wucherungen ~

DAS BRAUCHST DU DAZU

1 TL Stieleichenrinde (Ast-Rinde),

1 TL Wermutkraut,

¼ l Wasser

SO WIRD ES GEMACHT

Die Rinde der Stieleiche in grobe Stücke teilen, gemeinsam mit dem Wermut mit heißem Wasser übergießen und 10–15 Minuten rasten lassen, danach abseihen.

ANWENDUNG

Bei Gewächsen, Wucherungen, Entzündungen im Magen-Darmbereich von diesem Tee morgens, mittags und abends jeweils 30 Minuten vor dem Essen 1 Tasse trinken.

RINDENAPOTHEKE BEI VERLETZUNGEN/WUNDEN/EITERUNGEN/EKZEME

Spruch:

„Wunden und Schrunden sind schnell verschwunden, Fieber und Grind (Ausschläge) sind weg geschwind, suche die Buche, nimm die Rinde der Äste, sie sind das Beste!"

MUTTERS VERBRANNTES GESICHT

Zu Silvester war es in einer Familie Tradition zu Mittag eine Milchsuppe zu essen und am Abend gab es ein „besseres Mahl".

Als die Mutter die Kartoffeln schälte, fiel ihr unbemerkt ein kleines Stück Schale auf den Küchenboden. Sie viertelte die Kartoffeln, kochte sie in Kümmelwasser am Herd und bereitete die Milchsuppe zu. Die hungrigen Familienmitglieder versammelten sich um den Esstisch, die Mutter hob den hohen, schweren Kochtopf vom Herd und bewegte sich schwungvoll damit Richtung Esstisch. Dabei erwischte sie beim Auftreten unglücklicherweise just dieses kleine Stück Kartoffelschale.

Binnen Sekundenbruchteilen zog es ihr den Fuß weg, der prall gefüllte Suppentopf schnellte in die Höhe, wurde dabei von seinem brennend heißen Inhalt überholt, welcher sich als Ziel bei seiner Rückkehr Richtung Erde das Gesicht der Mutter aussuchte. Heißes Wasser rinnt sehr schnell, doch eine gebundene, mit Fett angereicherte Milch entwickelt einen zähen, langsamen Abgang, wodurch sich der Grad der Verbrennung auf der Haut um einiges verschlimmert.

Die Mutter hatte zum Einweichen der Hornhaut an den Füßen Lindenbaumrinde in Wasser eingeweicht in einer Schüssel stehen. Die Rinde sorgt durch die Schleimstoffe, dass das Wasser etwas schleimig wird. Geistesgegenwärtig schnappte sich die Tochter nach dem ersten Schockmoment ein Tuch, tauchte es in das schleimige, kalte Rindenwasser ein und legte es über das Gesicht der schmerzerfüllten Mutter.

Es wirkte im ersten Moment, als würde das Gesicht der Mutter dampfen. Sobald das Tuch trocken war, tauchte sie das nächste Tuch in das Lindenrindenwasser ein und legte es triefend nass auf Mutters Gesicht, den ganzen Nachmittag hinweg wiederholte die Tochter dies, während der Nacht wechselte sie das Tuch alle paar Stunden. Der Mutter bleiben schlussendlich nur zwei kleine Narben, welche sie ihr Lebtag lang an diese Silvestermilchsuppe erinnerten.

BUCHENRINDENPASTE

~ bei Wunden, Ekzemen und Geschwüren ~

DAS BRAUCHST DU DAZU

2 Hände voll Buchenrinde,
etwas Johanniskrautöl

SO WIRD ES GEMACHT

Die Buchenrinde auf einem flachen, großen Stein oder in einem Tontopf verbrennen, die dabei entstandene, ausgekühlte Asche durch ein feines Teesieb filtern. Die Asche mit so viel Johanniskrautöl vermischen, bis eine streichfähige Paste entsteht.

ANWENDUNG

Diese Paste wird nun direkt auf Wunden oder auf Geschwüre aufgetragen, ein Tuch darübergegeben und über Nacht einwirken gelassen.

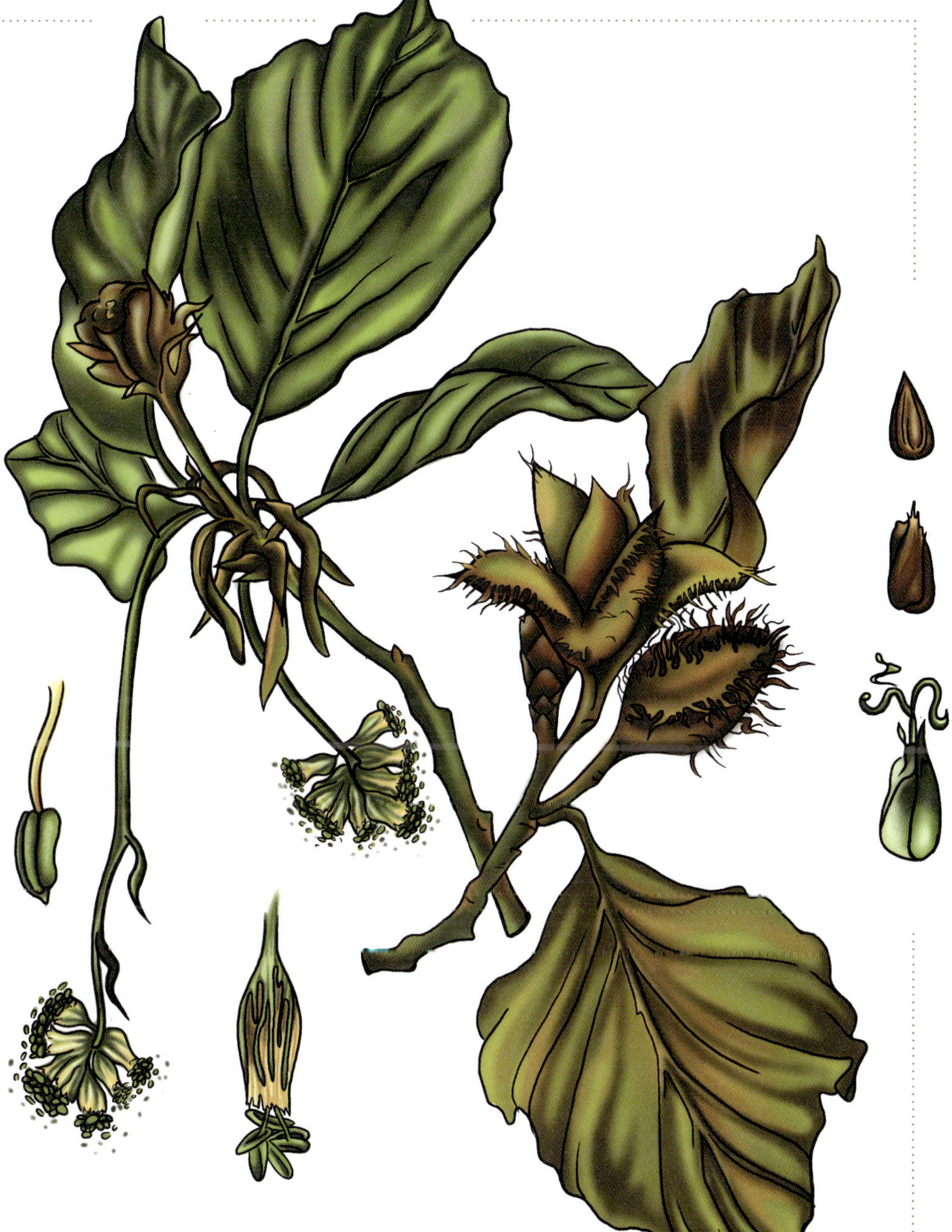

PAPPELRINDENBALSAM

~ Verbrennungen, offene Verletzungen, nekrotisiertes Gewebe ~

DAS BRAUCHST DU DAZU

3 EL Pappelrinde,
250 ml Öl (Olivenöl, Sonnenblumenöl, Weizenkeimöl),
35 g Bienenwachs

SO WIRD ES GEMACHT

Die Pappelrinde frisch ernten, mit dem Öl übergießen und verschlossen 4–6 Wochen rasten lassen. Danach abseihen, am Herd einen Topf mit Wasser erwärmen, das Pappelrindenöl mit dem Bienenwachs in einem Gefäß in dem Wasserbad erwärmen, bis das Bienenwachs geschmolzen ist, und rasch in Tiegel füllen.

ANWENDUNG

Zur Wundbehandlung, bei Verbrennungen, bei nekrotisiertem Gewebe (absterbendes, wundheilungsstörendes Gewebe), Gelenksproblemen oder Entzündungen die betroffenen Körperstellen mit dem Pappelrindenbalsam einreiben.

HASELRINDENBREI

~ bei Stauchungen, Quetschungen, Brüchen, Brandverletzungen ~

DAS BRAUCHST DU DAZU

1 Handinnenfläche Haselrinde,
1–2 EL Wasser

SO WIRD ES GEMACHT

Die frische Rinde eines jungen Astes in kleine Stücke schneiden und im Mörser mit dem Wasser zu einer breiartigen Masse quetschen. Die Rindenstücke können auch mit der Küchenmaschine fein gemahlen und dieses Haselrindenpulver gut vor Feuchtigkeit geschützt in einem verschlossenen Glas aufbewahrt werden. Im Bedarfsfall kann das Pulver mit dem Wasser zu einem Brei vermischt werden.

ANWENDUNG

Diesen frischen Haselrindenbrei gibt man direkt auf Quetschungen, Prellungen oder Brüche. Der Brei bleibt so lange auf den gewünschten Körperstellen, bis er trocken ist, dies dauert ca. 20 Minuten.

BERBERITZENRINDENSALBE

~ bei eitrigen Verletzungen und Einschlüssen ~

DAS BRAUCHST DU DAZU

1 TL Berberitzenwurzelrinde

100 ml Öl (Olivenöl, Sonnenblumenöl)

7 g Bienenwachs

SO WIRD ES GEMACHT

Die Berberitzenwurzelrinde in grobe Stücke teilen und mit der Küchenmaschine zu Pulver zerkleinern, mit dem Öl am Herd erwärmen, es soll nur so warm sein, dass es für den Zeigerfinger nicht zu heiß ist, es darf nicht kochen. Für 15–20 Minuten am Herd bei geringer Temperatur ziehen lassen, danach das Bienenwachs zugeben und in Tiegel füllen. Das Berberitzenwurzelpulver bleibt in der Salbe drinnen.

ANWENDUNG

Wenn beim Rosenrückschnitt Rosenstacheln im Körper verblieben sind oder von anderen Dornensträuchern, dann nimmt man diese Berberitzenwurzelrindensalbe, gibt sie über die betroffene Körperstelle, wickelt wenn notwendig einen Verband darüber und lässt sie 24 Stunden wirken. Bei Bedarf wiederholen. Auch wenn man sich einen Span eingezogen hat, tut diese Salbe gute Dienste.

EICHENRINDENAUSZUG

~ bei Schwellungen ~

DAS BRAUCHST DU DAZU

2 EL Eichenrinde (Ast-Rinde),

100 ml Obstbrand

SO WIRD ES GEMACHT

Die Eichenrinde in kleine Stücke zerteilen, in ein Glas geben, den Alkohol darübergießen und das Glas verschließen.

Dieses nun für 2–3 Wochen am Fensterbrett bei Raumtemperatur reifen lassen. Das Glas die erste Woche öfters schütteln. Nach der Reifezeit abseihen und in Flaschen füllen.

ANWENDUNG

Den Eichenrindenextrakt bei Schwellungen direkt auf die betroffene Körperstelle geben.

RINDENAPOTHEKE FÜR DIE VENEN

Spruch:

„Weißdornrinde am Johannitag den Schmerz der Besenreiser (Krampfadern) lindern vermag."

DER BESONDERE „FLACHMANN"

In den Mariazeller Bergen aufgewachsen, ist ihr Herz ihr ganzes Leben in dieser Region geblieben. Die schmalen Täler, in denen sich bei Gewittern das Donnergrollen zigfach wiederholt, wo die Sonne erst mittags das Tal erwärmte und bereits am frühen Nachmittag wieder verabschiedete. Als sie endlich in Pension gehen konnte, erfüllte sie sich ihren sehnlichsten Wunsch und betreute eine Almhütte über die Sommermonate. Mit ihren 90 Jahren verbringt sie immer noch so viel Zeit wie möglich in den Bergen, geht mit zwei Wanderstöcken als Stütze noch auf die „Hausberge", wie sie die Berge rund um die Ortschaft liebevoll nennt. Aus ihrer Heimat kommen die sogenannten „Magenbitter", kommen die „Wurzelglaubertrunke" – die Ansätze aus Wurzeln und die vielen Hausmittel der Holzfäller.

So fragte ich sie, ob sie hier irgendwelche „Geheimmittelchen" hätte, welche sie unterstützen würden, dass sie so rüstig mit den Füßen sei. Sie antwortete mit einem verschmitzten Lächeln, dass die Männer auf den Wanderungen einen „Flachmann" (ein kleines Fläschchen mit einem Schnaps) zum Trinken mithätten. Sie hat von ihrem Vater den „Flachmann" stets bei ihr, nur dass sie keinen Schnaps zum Trinken eingefüllt habe, sondern sich Wacholderastrinde und Wacholderwurzelrinde mit Alkohol übergießt, einen kleinen Schuss Essig hinzugibt, über mindestens einen Monat ziehen lässt, danach abseiht und in den „Flachmann" einfüllt.

Sobald ihre Füße auch nur leicht beginnen müde oder schwer zu werden, nimmt sie ihren „Flachmann", gibt sich etwas von dem Rindenansatz auf die Handfläche und massiert diesen Rindenansatz auf ihre Beine. Dies wirkt angenehm kühlend, die Beine schmerzen nicht mehr so stark und der Fußmarsch kann wieder fortgesetzt werden.

WEIDEN/WEISSDORN/EICHEN/APFEL-BAUMRINDENWICKEL

~ bei Krampfadern ~

DAS BRAUCHST DU DAZU

Je 1 EL von Weidenrinde, Weißdornrinde, Eichenrinde, Apfelbaumrinde, 1 l Wasser

SO WIRD ES GEMACHT

Die Rindenteile grob zerkleinern und in einem Topf mit dem Wasser am Herd zum Kochen bringen, ein Mal aufkochen lassen, danach den Herd abschalten, den Deckel auf den Topf geben und den Inhalt für mindestens 3–4 Stunden rasten lassen. Durch ein Sieb oder ein Leinentuch filtern.

ANWENDUNG

In diesen zusammenziehend, entzündungshemmend und entkrampfend wirkenden Rindenabsud ein Tuch tauchen und dieses auf die betroffene Körperstelle geben, für 20 Minuten einwirken lassen und dies 2 Mal täglich wiederholen.

ROSSKASTANIENRINDENWICKEL

~ bei entzündeten Venen ~

DAS BRAUCHST DU DAZU

120 g Rosskastanienrinde,

1/3 l Wasser

SO WIRD ES GEMACHT

Die frische oder getrocknete Rinde in das Wasser geben, am Herd aufkochen lassen, den Herd auf mittlere Stufe zurückschalten und weitere 30 Minuten köcheln lassen, danach abseihen.

ANWENDUNG

Diesen Kastanienrindenabsud abkühlen lassen, bis er handwarm ist, danach ein Tuch darin eintauchen und dieses auf die betroffene Körperstelle legen. Ein Handtuch darübergeben und 20 Minuten einwirken lassen.

HASELRINDENPASTE

~ bei schmerzenden Krampfadern ~

DAS BRAUCHST DU DAZU

2–3 EL Haselrinde,

etwas Wasser

SO WIRD ES GEMACHT

Die Haselrinden in kleine Stücke zerkleinern und mit der Küchenmaschine zu einer pulvrigen Masse mahlen, trocknen lassen und in Gläser füllen.

ANWENDUNG

Etwas von diesem Haselrindenpulver bei schmerzenden Krampfadern oder Hämorrhoiden in eine Schüssel geben, mit Wasser zu einer cremigen Paste rühren und auf die betroffenen Körperstellen auftragen. Ein Tuch in Wasser tränken und darüberlegen. Für 20 Minuten einwirken lassen.

ZEDERNEINREIBUNG

~ durchblutungsfördernd, bei Venenproblemen ~

DAS BRAUCHST DU DAZU

1 EL Zedernrinde,

1/4 L 70 %igen Alkohol

(Obstbrand oder Korn)

SO WIRD ES GEMACHT

Die frische oder getrocknete Zedernrinde in grobe Stücke zerteilen, in ein verschließbares Glas geben, mit dem Alkohol übergießen und verschlossen für 6–8 Wochen am halbschattigen Fensterbrett reifen lassen. Durch ein feines Sieb abseihen und in kleine Flaschen (optimal mit einem Sprayer) füllen. Unsere Großeltern verwendeten zum Abseihen gerne alte, ausrangierte Damenstrümpfe.

ANWENDUNG

Vom Frühling bis zu Herbstbeginn die betroffenen Körperstellen täglich 2 Mal mit der Zederneinreibung besprühen oder diese mit der Hand auftragen und einreiben.

RINDENAPOTHEKE FÜR ZÄHNE/MUND/RACHENRAUM

Spruch:

„Frau Erle ist ein magisch Baum, am Abend tu ihr nicht trauen. Such sie zur Morgenstunde, tu dein Schmerz kunde, willst du ihn beenden, ihre Rinde wird ihn wenden."

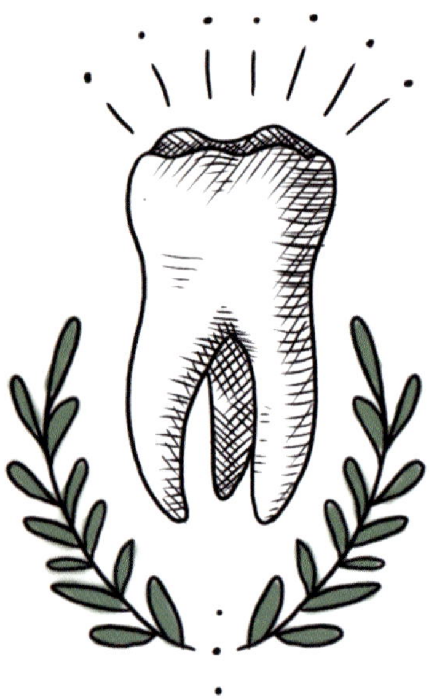

HÄNSCHEN UND DIE RACHENENTZÜNDUNG SEINES KÄTZCHENS

Eines Tages saß Hänschen bei seiner Großmutter am Küchentisch, als diese meinte, dass bei ihm etwas im Mund nicht stimmen würde, es dürfte sich eine Entzündung ankündigen, da er sehr unangenehm aus dem Mund roch. Sie bereitete ihm einen Teeauszug aus Nelkenwurz und Eichenrinde zu.

Diese sollte er ein paar Minuten im Mund behalten, zwischen den Wangen hin und her spülen und danach ausspucken. Hänschen begleitete seine Großmutter dabei, als sie die Zutaten sammelte. Nach einer Woche Anwendung war der eigenartige Mundgeruch wieder fort.

Es waren Monate vergangen, die Großmutter war einstweilen dem Großvater in den Himmel gefolgt, als Hänschen sein Lieblings-Kätzchen, welches er vor Jahren gezähmt hatte, liebevoll zu sich auf die Brust drückte. Hierbei bemerkte er bei dem Kätzchen einen äußerst üblen Mundgeruch.

Sich an die Worte seiner geliebten Großmutter erinnernd ging er, wie einst seine Großmutter, zur Nelkenwurz und zur Eiche und bereitete daraus einen Teeauszug für das Kätzchen zu, ließ diesen auskühlen und stellte ihn dem Kätzchen in einer Schüssel auf den Boden. Liebevoll versuchte er dem Tier beizubringen, wie es dies nun im Mund zwischen den Backen hin- und herspülen sollte, das Kätzchen beäugte ihn dabei auch interessiert und fragend zugleich, um sich dann zu ihrem Schüsselchen zu beugen und das Teewasser zu trinken.

Täglich bereitete der Junge für das Kätzchen einen Nelkenwurz/Eichenrindentee zu, gab ihm davon zu trinken. Nach etwa einer Woche, war auch bei dem Kätzchen der üble Mundgeruch verschwunden.

ERLENRINDENTEE

~ bei Rachenentzündungen, Angina ~

DAS BRAUCHST DU DAZU

2 EL Erlenrinde (Ast-Rinde),

½ l Wasser

SO WIRD ES GEMACHT

Die Erlenrinde kann frisch oder getrocknet verwendet werden. Die Erlenrinde in kleine Stücke zerteilen. Das Wasser am Herd aufkochen und über die Erlenrindenstücke gießen, mit einem Deckel oder Tuch abdecken und 15 Minuten ziehen lassen, danach abseihen.

ANWENDUNG

Bei Mund- und Rachenschleimhautentzündung mit dem ausgekühlten Tee mehrmals am Tag gurgeln. Bei Ekzemen ein Tuch in den handwarmen Tee tauchen, auf das Ekzem legen und für mindestens 20 Minuten liegen lassen, 2–3 Mal täglich wiederholen.

BUCHENRINDENPULVER

~ zur Zahnpflege ~

DAS BRAUCHST DU DAZU

Buchenrinden,
etwas Wasser

SO WIRD ES GEMACHT

Die frischen Buchenrinden werden an einem sonnigen Tag geerntet und im Halbschatten 3–4 Tage getrocknet. Danach die Rindenstücke mit der Küchenmaschine fein mahlen und in einem verschließbaren Behälter aufbewahren.

ANWENDUNG

Zur Stärkung und Aufhellung der Zähne nimmt man etwas von dem getrockneten Buchenrindenpulver, mischt es mit ein wenig Wasser zu einer dickbreiigen Masse und verwendet diese wie Zahnpaste mit der Zahnbürste. Die Zähne damit kräftig massieren und anschließend den Mund spülen.

EICHENRINDENMUNDWASSER

~ bei Zahnfleischproblemen ~

DAS BRAUCHST DU DAZU

3 EL Eichenrinde,

½ l Wasser

SO WIRD ES GEMACHT

Die frische oder getrocknete Eichenrinde mit heißem Wasser übergießen und 15–20 Minuten ziehen lassen, danach abseihen.

ANWENDUNG

Bei Zahnfleischproblemen mit diesem Eichenrindenauszug ein- bis mehrmals täglich den Mund spülen. Bei Zahnfleischentzündungen oder Zahnfleischbluten das Eichenrindenmundwasser 10 Minuten im Mundraum halten und dies morgens und abends wiederholen.

LINDENRINDE

~ bei Mundgeruch ~

DAS BRAUCHST DU DAZU

3 EL Lindenrinde
(Ast-Rinde, Wurzel-Rinde),
1 EL Salbeiblätter,
¼ l Apfelessig (alternativ Birnenessig)
mit wenig Säure,
1 EL Honig

SO WIRD ES GEMACHT

Die Lindenrinde noch frisch geerntet mit den Salbeiblättern in den Essig geben, den Honig zugeben und für ca. 1 Woche bei Zimmertemperatur, unter täglichem Umrühren reifen lassen, danach abseihen und in eine kleine Flasche füllen.

ANWENDUNG

Bei Mundgeruch täglich morgens und abends 3 Mal 10 Tropfen in ¼ l warmes Wasser geben und damit 5 Minuten den Mund spülen.

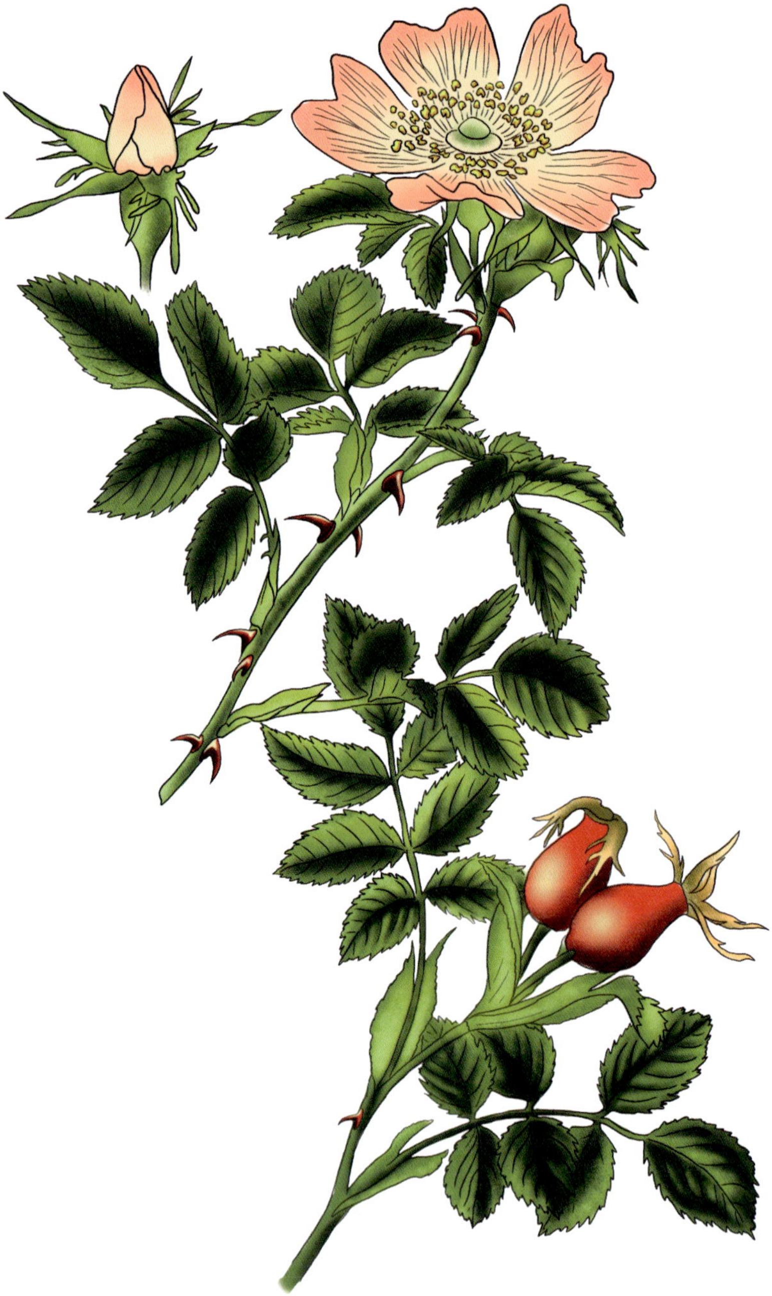

APFELBAUM

~ Malus ~

AUSSEHEN DES BAUMES:
Zwischen 2 und 10 Meter Höhe, Alter bis zu 100 Jahre, es gibt zwischen 42 und 55 verschiedene Apfelbaumarten, seine breite Krone gleicht einem Apfel.

AUSSEHEN DER RINDE:
Junger Baum: graubraun und glatt. Alter Baum: graubraun und schuppig abblätternd.

VERWENDETE RINDE:
Ast-Rinde, Stamm-Rinde

ERNTEZEIT DER RINDE:
Nach der Obsternte bis in das Frühjahr

ERNTE DER RINDEN:
Abgefallene Äste oder Baumrückschnitt

BERBERITZE

~Berberis vulgaris L ~

AUSSEHEN DES STRAUCHES:
Bis zu 3 Meter hoch, längliche, eiförmige Blätter, Äste mit vielen kleinen Stacheln, längliche rote Früchte

AUSSEHEN DER RINDE:
Stamm-Rinde: äußerlich: gelbbraun, grau, innen: leuchtend gelb.
Ast- Rinde: hellgrau.
Wurzel-Rinde: leuchtend gelb.

VERWENDETE RINDE:
Ast-Rinde, Wurzel-Rinde

ERNTEZEIT DER RINDE:
Ast-Rinde: März – Mai, Wurzel-Rinde: Oktober – November

ERNTE DER RINDE:
Die Rinde der jungen Seitenäste, oberflächlich wachsende Wurzelrinden

BIRKE

~ Betula pendula ~

AUSSEHEN DES BAUMES:
Bis zu 30 m Höhe und 150 Jahre alt, im Frühling mit gelben „Kätzchen" als Blüten, auffällig überhängende Zweige.

AUSSEHEN DER RINDE:
Junger Baum: weiß, glänzend, glatt, alter Baum: schwarzgrau, mit länglichen Rissen.

VERWENDETE RINDE:
Ast-Rinde der ganz jungen Äste

ERNTEZEIT DER RINDE:
Maria-Lichtmess-Vollmond (Februar), Februar bis August

ERNTE DER RINDE:
Junge Äste, Äste aus Sturmbruch oder Baumschnitt

BUCHE

~ Fagus sylvatica ~

AUSSEHEN DES BAUMES:
Höhe 30–40 m, Alter bis 300 Jahre, Äste wechselständig, Blätter oval am Ende spitz und leicht gewellt.

AUSSEHEN DER RINDE:
Junger Baum: dunkelgrüne bis schwarze Rinde, glatt, ohne Risse, alter Baum: graue bis silbergraue Rinde, glatt, feinrissig, große Risse bei sehr alten Bäumen.

VERWENDETE RINDE:
Ast-Rinde

ERNTEZEIT DER RINDE:
März bis Juni, Johannitag (24. Juni)

ERNTE DER RINDE:
Möglichst von 2–3-jährigen Zweigen

EICHE

~ Quercus robur ~

AUSSEHEN DES BAUMES:
Höhe bis 50 m, Alter bis 1000 Jahre, an Oberseite glänzende Blätter, Unterseite grün matt.

AUSSEHEN DER RINDE:
Junger Baum: silbergraue, grünliche, glatte Rinde, alter Baum: dunkelgraue, graubraune, zerfurchte Rinde, Längsschuppenborken.

VERWENDETE RINDE:
Ast-Rinde, Stamm-Rinde

ERNTEZEIT DER RINDE:
März bis Mai, Johannitag (24. Juni)

ERNTE DER RINDE:
Rinde junger Äste oder Stammrinde von gefällten Bäumen

ERLE

~ Alnus glutinosa ~

AUSSEHEN DES BAUMES:
Höhe bis zu 25 Meter, Alter von 120 Jahren, wächst im Wasser, Blätter grünbraun und glänzend.

AUSSEHEN DER RINDE:
Junger Baum: glänzend, glatt, grünbräunlich, älterer Baum: schwarzbraun, dunkelgrau, rissig, schuppig.

VERWENDETE RINDE:
Ast-Rinde

ERNTEZEIT DER RINDE:
Februar – April,
Maria-Lichtmess-Vollmond (Februar)

ERNTE DER RINDE:
junge Äste, wo sich Rinde leicht lösen lässt

ESCHE

~ Fraxinus excelsior ~

AUSSEHEN DES BAUMES:
Höhe bis 40 Meter, Alter bis 300 Jahre, gerader Stamm, Knospen mit dichten, schwarzen Haaren, gegenständige Fiederblätter.

AUSSEHEN DER RINDE:
Junger Baum: glänzende, glatte Rinde, gräulich, rotbraun, grün mit gelblichen Tönen
Alter Baum: schwarzgräulich, matt und rissig.

VERWENDETE RINDE:
Ast-Rinde

ERNTEZEIT DER RINDE:
April – Juni, Johanni um 23:00–24:00 Uhr, Othmarstag (16. November)

ERNTE DER RINDE:
möglichst junge Äste aus Windbruch, Baumrückschnitt, gefällte Bäume

FICHTE

~ Picea abies ~

AUSSEHEN DES BAUMES:
50 m Höhe, Alter von 600 Jahren, kleine, grüne Nadeln (Blätter), schwarzbraune, Richtung Boden hängende Zapfen

AUSSEHEN DER RINDE:
Junger Baum: kupferfarben, rötlichbraun, glatt.
Alter Baum: graubraun, runde Schuppen – biegen sich an den
Enden auf.

VERWENDETE RINDE:
Ast-Rinde, Stamm-Rinde

ERNTEZEIT DER RINDE:
Ast-Rinde: Mai – September,
Stamm-Rinde: Juni – September

ERNTE DER RINDE:
frische, saftige Ast-Rinde, Seitenäste, Baumrückschnitt, Windbruch von den Weihnachtsbäumen

HASEL

~ Corylus avellana ~

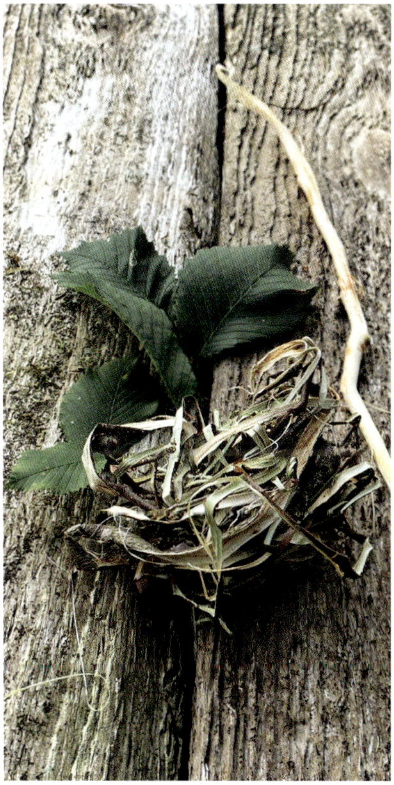

AUSSEHEN DES BAUMES:
Baum bis 15 Meter Höhe, Sträucher bis 7 Meter Höhe, Alter bis 100 Jahre, zeitig im Frühling lange, traubenartige Blütenstände.

AUSSEHEN DER RINDE:
Junger Baum: glatt, graubraun, helle Atemporen.
Alter Baum: dunkle, braune, längliche Risse, keine Borken

VERWENDETE RINDE:
Ast-Rinde, Wurzel-Rinde.

ERNTEZEIT DER RINDE:
Ast-Rinde: Februar bis Juni, Ostersonntag und Johannitag (24. Juni),
Wurzelrinde: 1. Mai, April, Mai, Oktober, November

ERNTE DER RINDE:
Ast-Rinde von bleistiftdicken bis kleinfingerdicken Ästen,
Wurzelrinde: junge, möglichst erdnahe Wurzeln

HOLUNDER

~ Sambucus nigra ~

AUSSEHEN DES BAUMES:
bis zu 6 Meter Höhe, 100 Jahre alt, wächst als Strauch oder Baum, starke Verzweigungen, Äste innenseitig mit weißem, schaumartigem Mark, Frühherbstbeginn schwarzblaue Früchte

AUSSEHEN DER RINDE:
Junger Baum/Strauch: glatt, silbrig, später graubraun, hellgrau
Alter Baum/Strauch: warzenartige Korkborken, innenseitig weißes Mark

VERWENDETE RINDE:
Ast-Rinde, Wurzel-Rinde

ERNTEZEIT DER RINDE:
Ast-Rinde: Februar – März, Oktober – November, Wurzel-Rinde: Oktober – November

ERNTE DER RINDE:
Die Volksüberlieferung legt bei den Rindenrezepturen des Holunders höchsten Wert auf die Schneiderichtung. Je nachdem tritt auch die Wirkung nach Verabreichung ein – die Schälrichtung ist die Wirkungsrichtung.

Wird die Rinde von unten nach oben geschält, ist die Wirkung abführend, entwässernd, ausleitend. Wird die Rinde von oben nach unten geschält, wirkt sie körperstärkend. Vom Holunder werden junge, frische Äste verwendet oder dünne Wurzelstücke.

JOHANNISBEERE, SCHWARZ

~ Ribes nigrum ~

AUSSEHEN DES BAUMES:
1 bis 1,5 m Höhe, Blätter, Oberseite kahl, Unterseite behaart. Von April bis Mai grün-gelbliche traubenartig aussehende Blüten, schwarze Beeren

AUSSEHEN DER RINDE:
Junge Rinde: grün, glänzend, glatt. Ältere Rinde: dunkelbraun/rotbraun

VERWENDETE RINDE: Ast-Rinde

ERNTEZEIT DER RINDE:
nach der Ernte (Ende August), bis der Frost beginnt (November), der Johannitag (24. Juni)

ERNTE DER RINDE:
Werden sie nicht jährlich geschnitten, altern ihre Äste rasch und geben kaum mehr Fruchternten. Daher im Herbst alle Triebe, bis auf die 5 kräftigsten auf Bodenhöhe zurückschneiden und auch diese kräftigsten an Höhe halbieren. Diese geschnittenen Zweige werden für die Rindenverwendungen genutzt.

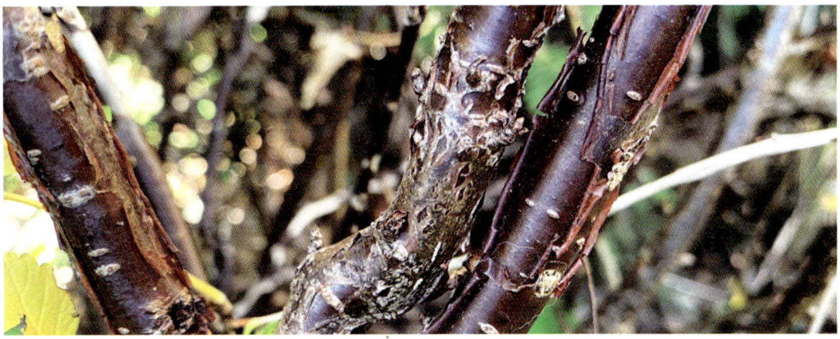

KIEFER

~ Pinus ~

AUSSEHEN DES BAUMES:
Bis 35 Meter Höhe, bis 500 Jahre alt, breite Krone, grobastig, in höheren Lagen schmale Krone, feinastig, Äste auffallend gekrümmt, Samenzapfen zylindrisch-eiförmig, Nadeln haben bläulichen Schimmer.

AUSSEHEN DER RINDE:
Junger Baum: grau-gelb, glatt
Alter Baum: im oberen Drittel fuchsrot, orangerot, tiefrissige, abfallende Schuppen

VERWENDETE RINDE:
Ast-Rinde, Stamm-Rinde

ERNTEZEIT DER RINDE:
Ast-Rinde: Februar – Mai, Stamm-Rinde: ganzjährig

ERNTE DER RINDE:
von jungen Kiefern kann Ast- und Stamm-Rinde verwendet werden, Äste, solange sie noch grau-gelb und glatt sind, je zeitiger die Rinde im Frühling geerntet wird, desto lieblicher der Geschmack.

KIRSCHBAUM

~ Prunus avium ~

AUSSEHEN DES BAUMES:
10–20 Meter Höhe, breite und hohe Baumkrone, runde, hellrote, tiefrote bis schwarzrote Steinfrüchte

AUSSEHEN DER RINDE:
Junge Rinde: grün, kahl, glatt, lederartig, glänzend
Ältere Rinde: glatt, rötlich, bräunlich-graue glänzende Rinde, Rinde hat ringförmige, lederartige, biegsame, sich ablösende Streifen

VERWENDETE RINDE: Ast-Rinde

ERNTEZEIT DER RINDE:
Februar – April, Johannitag (24. Juni), Barbaratag (4. Dezember)

ERNTE DER RINDE:
junge, frische Zweige, Zweige vom Baumrückschnitt im Sommer, optimaler Zeitpunkt zur Rindenernte ist jedoch vor der Blüte.

LINDE

~ Tilia ~

AUSSEHEN DES BAUMES:

Höhe von 10–40 Meter, Alter bis zu 2000 Jahre, Blätter herzförmig mit länglicher Spitze, honigartig duftende Blüten. Die Sommer- und Winterlinde unterscheidet man an den Blättern. Die Blattunterseite der Sommerlinde ist hellgrün bis blassgrün, mit weißlicher oder leicht gelblicher Behaarung an den Adern, und die Blätter sind größer. Die Blattunterseite der Winterlinde ist blaugrün mit rostroter Behaarung an den Adern.

AUSSEHEN DER RINDE:

Sommerlinde: Junge Rinde: grau, glatt.

Ältere Rinde: grau, schwarzgrau, längliche Furchen, dicht gerippt

Winterlinde: Junge Rinde: grau, glatt.

Ältere Rinde: graubraune, gefurchte Rinde

VERWENDETE RINDE:

Ast-Rinde, Wurzel-Rinde

ERNTEZEIT DER RINDE:

vom März bis zu ihrer Blüte

ERNTE DER RINDE:

bevorzugt Sommerlinde, passt auch Winterlinde, Rinde von jungen Ästen für Heilanwendungen, Wurzelrinde für Kleiderherstellung, Fasergewinnung

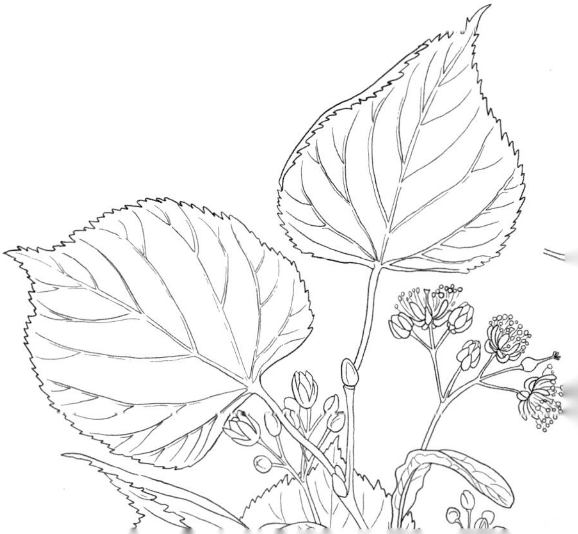

MAULBEERBAUM

~ Morus alba, Morus nigra ~

AUSSEHEN DES BAUMES:
Höhe von 6 bis 15 Meter, schmale und hohe Krone, Früchte ähneln jener der Brombeeren mit Farbe schwarz, rot oder weiß

AUSSEHEN DER RINDE:
Junge Rinde: fein behaart, grau-grün, rot-braun, matt
Ältere Rinde: orange-braun, Längsstreifen

VERWENDETE RINDE:
Ast-Rinde, Wurzel-Rinde

ERNTEZEIT DER RINDE:
Ast-Rinde: März – Mai, Wurzel-Rinde: November, Dezember

ERNTE DER RINDE:
Weißer und schwarzer Maulbeerbaum haben idente Verwendungen und Inhaltsstoffe, Wurzelrinde von erdoberflächennah wachsenden Wurzeln, Ast-Rinde von den jungen Ästen, solange feine Behaarung noch sichtbar ist

PAPPEL – SCHWARZPAPPEL

~ Populus nigra ~

AUSSEHEN DES BAUMES:
bis 30 Meter hoch, bis 300 Jahre alt, gerader Stammwuchs, ausladende, unregelmäßige Äste, männliche Blüten rötlich-purpurn, weibliche Blüten gelbgrün

AUSSEHEN DER RINDE:
Junge Rinde: grauweiß
Ältere Rinde: tiefrissig, dunkelgrau, schwarz

VERWENDETE RINDE: Ast-Rinde

ERNTEZEIT DER RINDE:
März – Mai, 2–3-jährige Zweige

ERNTE DER RINDE:
Geerntet wird die Rinde der 2–3-jährigen Äste. Es kann ebenso die Rinde von Zitterpappel und Silberpappel verwendet werden.

ROSE

~ Rosa canina ~

(jede Art von unbehandelten Rosen)

AUSSEHEN DES STRAUCHES:
bis zu 3 Meter Höhe, dünne, verzweigte Äste mit Stacheln, rote Früchte, Alter bis zu 300 Jahre

AUSSEHEN DER RINDE:
Junge Rinde: saftig grün
Ältere Rinde: braun und verholzt

VERWENDETE RINDE: Ast-Rinde

ERNTEZEIT DER RINDE:
März bis zur Blüte, September – November

ERNTE DER RINDE:
Äste vom Rückschnitt

ROSSKASTANIE

~ Aesculus hippocastanum ~

AUSSEHEN DES BAUMES:
bis 25 Meter hoch, 200–300 Jahre alt, prächtige Rispenblüten, rostbraune Früchte

AUSSEHEN DER RINDE:
Junge Rinde: hellbraun, braun, glatt
Ältere Rinde: rötlich, graubraune, grobrissige, aufbiegende, schuppig ablösende Borke

VERWENDETE RINDE: Ast-Rinde

ERNTEZEIT DER RINDE:
März, April

ERNTE DER RINDE:
junge Äste, ehe die Blätter austreiben

TANNE

~ Abies alba Mill. ~

AUSSEHEN DES BAUMES:
Höhe 30 –60 m, Jungbäume haben pyramidenförmigen Stamm, später kräftiger, gerader Stamm, Äste leicht gräulich bis gelblich-gräulich und glänzend, im Alter rau und gefurcht, Blätter nadelförmig, Nadeln 1,5–3 cm lang, 2–3 mm breit, oberseits dunkelgrün, bis 600 Jahre alt

AUSSEHEN DER RINDE:
Junger Baum: gräulich, graubraun, gelblich-gräulich, glänzend, im Stamm kleine Harzbläschen, alter Baum: silber- bis weißgrau, mit groben Querrissen, leicht lösbare Schuppen

VERWENDETE RINDE: Ast-Rinde

ERNTEZEIT DER RINDE:
Ast-Rinde, ehe die Tanne Schuppen bekommt, April – Mai (bis die Maiwipfel ihre braune Hülse verlieren), September – November

ERNTE DER RINDE:
jeweils unterste Zweige oder Zweige, welche aufgrund ihres Wuchses sowieso entfernt werden würden

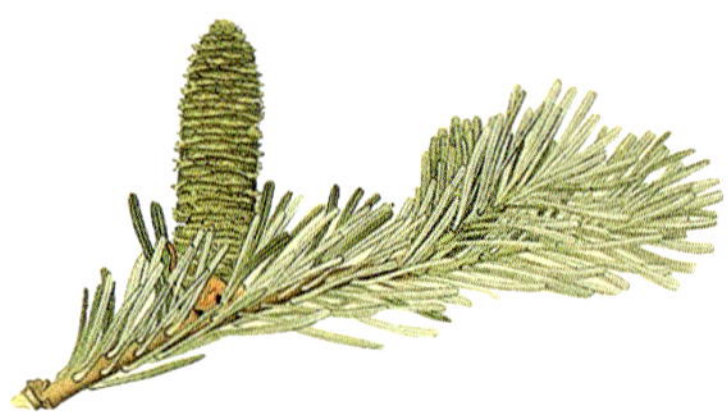

TRAUBENKIRSCHE

~ Prunus padus ~

AUSSEHEN DES BAUMES:
Die Traubenkirsche kann als Strauch oder auch als Baum wachsen und erreicht ein Alter von ca. 60 bis max. 100 Jahre, die Blätter saftig grün, an der Oberseite stark glänzend, an der Unterseite heller mit einem dunkelbraunen Haarfilz an der Mittelrippe, im Sommer schwarze Früchte.

AUSSEHEN DER RINDE:
Junge Rinde: dunkelgrau, glatt
Ältere Rinde: dunkelbraun, manchmal mit flachen, länglichen Rissen

VERWENDETE RINDE:
Ast-Rinde, Stamm-Rinde

ERNTEZEIT DER RINDE:
Februar – März, Johannitag (24. Juni), November – Jänner

ERNTE DER RINDE:
die Äste und der Stamm, solange die Rinde glatt ist

WACHOLDER

~ Juniperus communis ~

AUSSEHEN DES BAUMES:
Baum bis 6 Meter Höhe, Strauch 3–5 Meter Breite, graugrüne, stechende Nadeln (Blätter), Beeren (Zapfen) in 3 Reifegraden, im ersten Reifejahr grün, im zweiten Reifejahr blau, im dritten Reifejahr dunkelblauschwarz

AUSSEHEN DER RINDE:
Junge Rinde: rotbraun
Ältere Rinde: graubraun, grau, längsrissig, fasrig

VERWENDETE RINDE:
Ast-Rinde, Stamm-Rinde

ERNTEZEIT DER RINDE:
ganzjährig, ab Allerheiligen bis Maria Lichtmess

ERNTE DER RINDE:
unterste, frische Äste, Stammrinde gefällter Wacholderbäume, Wurzelrinde von erdnah wachsenden Bäumen

WALNUSSBAUM

~ Juglans regia ~

AUSSEHEN DES BAUMES:
Der Walnussbaum wird zwischen 15 und max. 30 Meter hoch und erreicht ein Alter von bis zu 600 Jahren. Seine länglichen, eiförmigen Blätter werden bis zu 40 cm lang und geben beim Reiben zwischen den Fingern einen aromatischen Duft ab. Auffallend sind seine Früchte (Samen), die Walnüsse, sie werden 4–6 cm groß.

AUSSEHEN DER RINDE:
Junge Rinde: aschgrau, glatt
Ältere Rinde: dunkelgrau, schwarzgrau, tiefe Risse

VERWENDETE RINDE: Ast-Rinde

ERNTEZEIT DER RINDE:
nach der Kirschenernte, Johannitag (24. Juni), Ende Juni bis Herbst

ERNTE DER RINDE:
Äste, welche parallel zum Mitteltrieb wachsen zurück- oder abschneiden. Hier ist jedoch darauf zu achten, dass der Nussbaum im Frühjahr sehr viel Wasser mit Nährstoffen „hochpumpt". Um dem Baum vor Schaden zu bewahren, sollen die Äste erst nach dem starken Wasserfluss geschnitten werden, dies ist so ab Johanni gegeben. Früher sagte man, dass die Rinde dann entnommen wird, sobald die süß schmeckenden Kirschen reif sind.

WEIDE

~ Salix alba ~

AUSSEHEN DES BAUMES:
Höhe bis 35 Meter, meist 100, in Einzelfällen bis 200 Jahre alt, Samenstände – die Kätzchen, beidseitig behaart, silbrig-schimmernde Blätter, haben Drüsen mit lieblicher Duftnote

AUSSEHEN DER RINDE:
Junge Rinde: gelblich, rotbraune Rinde
Alte Rinde: tiefrissige, gefurchte, graue Borke

VERWENDETE RINDE:
Ast-Rinde, Wurzel-Rinde

ERNTEZEIT DER RINDE:
Ast-Rinde: März, Mai, Palmsonntag,
Wurzel-Rinde: März – April, Oktober – November

ERNTE DER RINDE:
Ast-Rinde: biegsame Äste, sobald im Frühling der Saft hochsteigt
Wurzel-Rinde: Sobald der Boden vom Frost freigegeben ist, ein Stück einer kleinen Randwurzel nehmen und deren Rinde herunterlösen.

WEISSDORN

~ Crataegus ~

AUSSEHEN DES BAUMES:
Baum oder Strauch, Höhe bis 12 Meter, Alter bis 100 Jahre, rote Früchte, dornige Äste

AUSSEHEN DER RINDE:
Rinde ist dunkelgrau, glatt

VERWENDETE RINDE:
Ast-Rinde, Wurzel-Rinde

ERNTEZEIT DER RINDE:
Ast-Rinde: Februar – Mai, Vollmond zu Maria Lichtmess, Wurzel-Rinde: September – November

ERNTE DER RINDE:
Äste vom Rückschnitt, Wurzel-Rinde von den oberen, seitlichen, dünnen Wurzeln.

ZEDER

~ Cedrus ~

AUSSEHEN DES BAUMES:
bis 45 Meter Höhe, bis 1000 Jahre alt, auffallend große Krone, Nadeln (Blätter) wachsen büschelartig, schuppige, 2-jährige Zapfen

AUSSEHEN DER RINDE:
Junge Rinde: grau, glatt
Ältere Rinde: rötlich, rissig

VERWENDETE RINDE: Ast-Rinde

ERNTEZEIT DER RINDE:
Das ganze Jahr über

ERNTE DER RINDE:
Äste, solange sie noch grau und glatt sind.

ZWETSCHKENBAUM

~Prunus domestica ~

AUSSEHEN DES BAUMES:
6–10 Meter Höhe, schlanke, im fortgeschrittenen Alter ausladende Krone, eiförmige Blätter, an der Unterseite leicht behaart, dünne, kahle Äste, blaue bis blauschwarze eiförmige Steinfrüchte

AUSSEHEN DER RINDE:
Junge Rinde: grau, glatt
Alte Rinde: braunschwarz, rissig

VERWENDETE RINDE: Ast-Rinde

ERNTEZEIT DER RINDE:
März – April

ERNTE DER RINDE:
jeweils unterste Zweige oder Zweige, welche beim Baumschnitt entfernt werden

ZYPRESSE

~ Cupressus sempervirens ~

AUSSEHEN DES BAUMES:
Höhe von 20–30 Meter, Alter bis 4000 Jahre, ein immergrüner, verholzender Baum oder Strauch mit säulenförmigem Wuchs, kann auch verzweigte Wuchsform haben

AUSSEHEN DER RINDE:
Dunkelbraun im Alter mit streifig eingerissener Struktur

VERWENDETE RINDE: Ast-Rinde

ERNTEZEIT DER RINDE:
Februar – März, August

ERNTE DER RINDE:
jungen Äste nach Windbruch oder Rückschnitt

REZEPTE INDEX

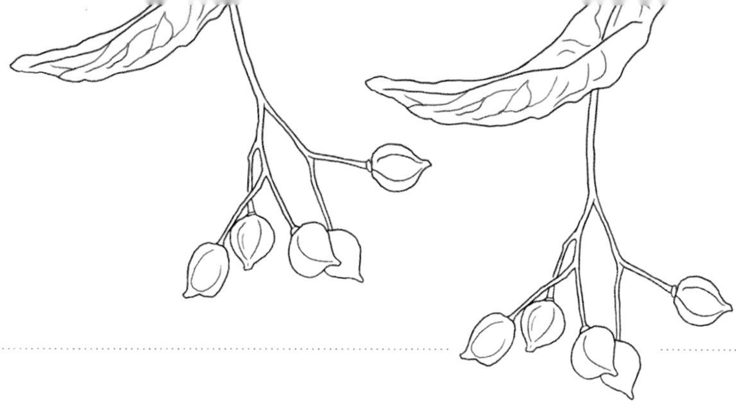

PLATZ FÜR NOTIZEN

WEITERE freya BÜCHER VON EUNIKE GRAHOFER

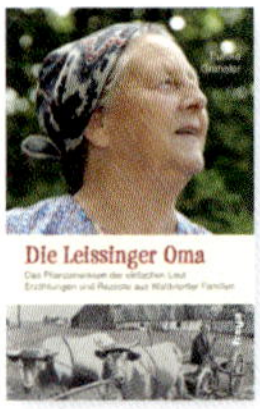

Eunike Grahofer
Die Leissinger Oma
Das Pflanzenwissen der einfachen Leut'
15 x 21 cm, 224 S., € 19,90
ISBN 978-3-99025-103-4

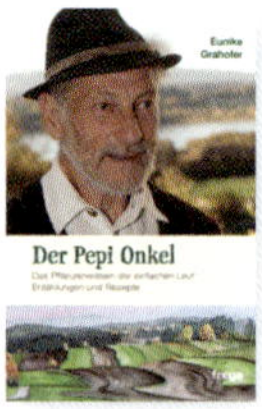

Eunike Grahofer
Der Pepi Onkel
Das Pflanzenwissen der einfachen Leut'
15 x 21 cm, 224 S., € 19,90
ISBN 978-3-99025-160-7

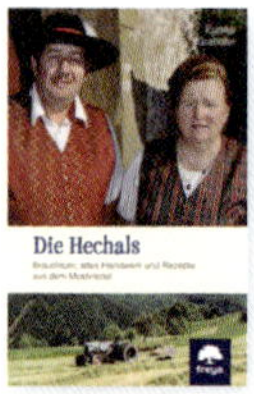

Eunike Grahofer
Die Hechals
Brauchtum, altes Handwerk und Rezepte aus dem Mostviertel
15 x 21 cm, 224 S., € 19,90
ISBN 978-3-99025-277-2

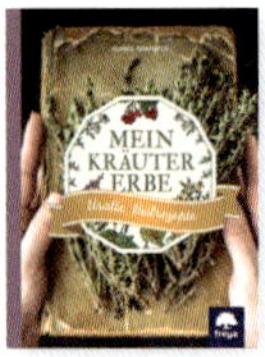

Eunike Grahofer
Mein Kräutererbe
Uralte Heilrezepte
17 x 22 cm, 128 S., € 14,90
ISBN 978-3-99025-304-5

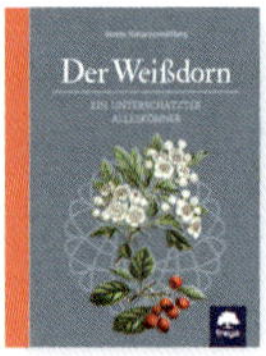

Verein Naturvermittlung
Der Weißdorn
Ein unterschätzter Alleskönner
17 x 22 cm, 256 S., € 29,90
ISBN 978-3-99025-242-0

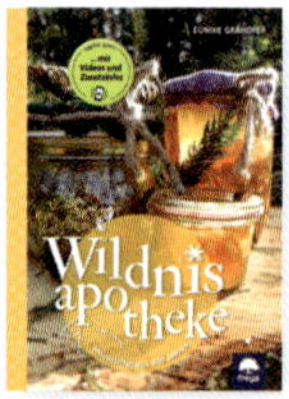

Eunike Grahofer
Wildnisapotheke
Hausmittel aus 400 Jahren
20 x 27 cm, 264 S., € 24,90
ISBN 978-3-99025-332-8

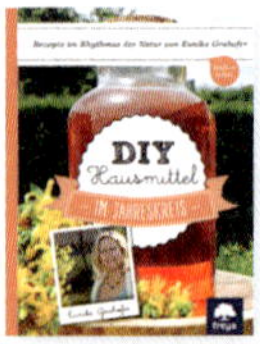

Eunike Grahofer
DIY Hausmittel
im Jahreskreis
14,5 x 18 cm 64 S., € 7,90
ISBN 978-3-99025-250-5

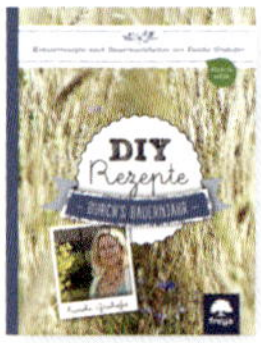

Eunike Grahofer
DIY Rezepte
durch´s Bauernjahr
14,5 x 18 cm, 64 S., € 7,90
ISBN 978-3-99025-249-9

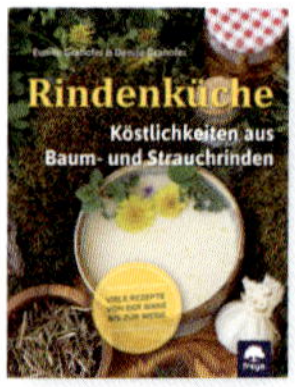

Eunike Grahofer
Rindenküche
Köstlichkeiten aus Baum und Strauchrinden
17 x 22 cm, 160 S., € 19,90
ISBN 978-3-99025-457-8

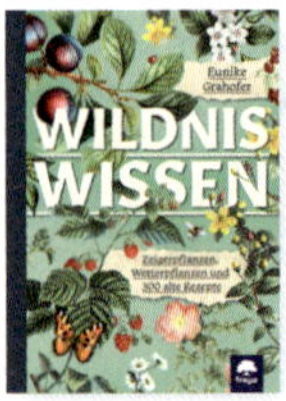

Eunike Grahofer
Wildniswissen
Zeigerpflanzen, Wetterpflanzen und 300 alte Rezepte
20 x 27 cm, 256 S., € 24,99
ISBN 978-3-99025-407-3

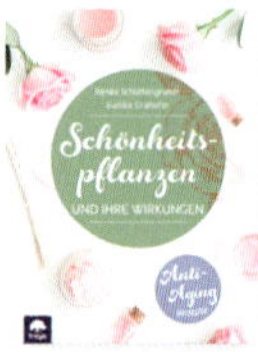

Eunike Grahofer und Schüttengruber Renée
Schönheitspflanzen und ihre Wirkungen
Anti-Aging der Natur
17 x 22 cm, 240 S., € 24,90
ISBN 978-3-99025-444-8

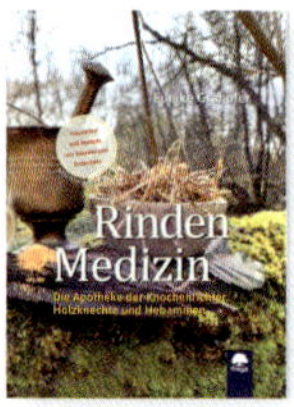

Eunike Grahofer
Rinden Medizin
Die Apotheke der Knoche richter, Holzknechte und Hebammen
20,5 x 27,5 cm, 256 Seiten, € 2
ISBN 978-3-99025-440-0

READ GLOBAL BUY LOCAL

Erhältlich im gut sortierten Buchhandel.

www.freya.at www.freya-verlag.de